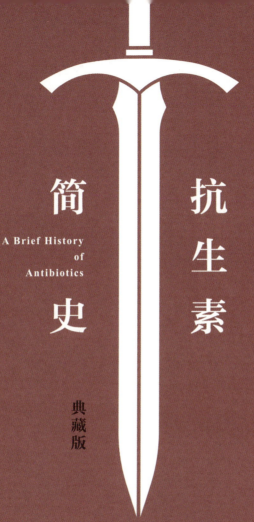

# 简 抗生素 史

A Brief History of Antibiotics

典藏版

张文宏　王新宇　编著

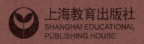

上海教育出版社
SHANGHAI EDUCATIONAL
PUBLISHING HOUSE

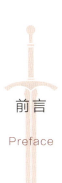

# 前言

在漫长的人类历史中，从来没有哪种药物能像抗生素一样，彻底改写人类与疾病斗争的命运。它的出现，使人类第一次真正拥有与微生物抗衡的力量，数以亿计的生命得以挽救，世界格局也随之悄然改变。因此，许多人认为抗生素是 20 世纪最伟大的发现之一，这绝非夸大之词。

然而，一个值得深思的问题是：人类文明在地球上繁衍生息了数千年，为何直到 20 世纪初才迎来抗生素的诞生？在此之前，传染病肆虐，人们对感染几乎束手无策，哪怕只是小小的擦伤，都可能致命。是技术限制、科学认知不足，还是其他更深层次的原因？本书将带您回顾这段奇妙而曲折的历史，探寻抗生素诞生背后的科学逻辑、偶然性与必然性。

抗生素的发现充满戏剧性。从弗莱明偶然发现青霉素，到20世纪中期链霉素等抗生素相继问世，人类医学发生了翻天覆地的变化。青霉素的广泛应用，不仅挽救了战场上无数士兵的生命，还让许多曾经无法治愈的细菌感染变得可控。然而，这种胜利的背后笼罩着滥用抗生素的阴影。抗生素最初被誉为"神药"，但人类对它的过度依赖与滥用导致微生物以惊人的速度进化，耐药性的出现正威胁着抗生素的有效性，甚至可能让我们再次回到"无药可用"的时代。

今天，耐药菌已成为全球公共健康的重大挑战。世界卫生组织将抗菌素耐药性列为人类健康的十大威胁之一。越来越多的感染对常规抗生素治疗不再敏感，医生在治疗过程中陷入前所未有的困境。超级细菌的出现，更让以往一些简单的感染再次成为致命威胁。这一切都在提醒我们，抗生素不仅是医学的奇迹，更是需要审慎对待的双刃剑。

在日常生活中，许多人常常混淆抗生素、抗菌素和消炎药的概念。本书将帮助读者辨析这些名词的真正含义，避免因误解而导致不合理用药。同时，我们还将深入探讨不同类型抗生素的作用机制，以及如何在日常生活中做到合理使用。

作为长期从事感染病学研究与临床实践的医生，我们深知科学发现与实践应用之间存在鸿沟，也清楚滥用抗生素给人类健康带来的危害。正是基于这样的担忧与责任感，我们希望通过本书，让更多读者了解抗生素发展的历史、现状与未来挑战，从而树立正确的抗生素使用观念。这不仅关乎医务人员的职责，更是每个人都应关注的公共健康议题。

本书是我们继《病菌简史》和《疫苗简史》之后的第三部作品，也是"人类与传染病"主题系列的最终章。从认识微生物世界到疫苗如何帮助人类对抗疾病，再到抗生素的发现、滥用与未来挑战，这一系列作品旨在向读者呈现人类与传染病斗争过程中的智慧与困境。作为医学史上最伟大的工具之一，抗生素如今正面临前所未有的威胁。只有回顾它的历史，理解它的作用，我们才能更好地守护它的未来。

历史的教训告诉我们，任何伟大的发现，若缺乏对其力量的敬畏与理性，都可能带来灾难。当下，我们比以往任何时候都更需要科学、合理地使用抗生素，以保护我们和后代的健康。尽管科学的进步让我们能更好地控制感染性疾病，但真正的挑战在于如何管理自身的行为，以确保抗生素在未来继续发挥作用。

愿这本小书能引发您对抗生素及人类健康命运的深刻思考，除了传递知识，更激励您成为理性使用抗生素的倡导者，共同守护人类的未来。

作者
2025 年 3 月

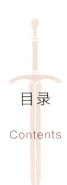

# 目录

## Contents

## 更多选择，更多希望

## 危机四伏，应对有方

## 黎明前的黑暗

米凯莱·达·皮亚扎（Michele da Piazza）是西西里岛的一名修道士，也是一位编年史家。据他记载，黑死病首次侵袭欧洲是在1347年10月初。"十二艘热那亚桨帆船驶入西西里岛的墨西拿港，试图逃避上帝对他们所犯罪行的惩罚……他们带来了一种致命的瘟疫，任何人只要与其中一名水手交谈，就会感染这种深入骨髓的疾病，最终无法逃脱死亡的命运。"尽管西西里岛当局立即下令让这支"死亡船队"撤离港口，但为时已晚。在接下来的几年内，这种疾病导致欧洲大量人口死亡。

在抗生素问世之前，1347—1353年的这场大瘟疫，即人们通常所说的黑死病，堪称人类历史上由细菌引发的最严重的灾难之一。据说，这场瘟疫与蒙古戈壁沙漠中的黑鼠种群密切相关。致病的鼠疫杆菌通过鼠蚤传播给了游牧的蒙古骑兵。这些游牧民族沿着亚洲和中东的商队路线行进。到了 1347 年，瘟疫已蔓延至伏尔加河和黑海流域等欧洲外围地区。随后，在意大利商船队的"协助"下，老鼠和跳蚤进行了一段短途旅行，抵达君士坦丁堡、亚历山大、墨西拿、卡利亚里、热那亚和马赛等地，这些城市都报告了因瘟疫导致的死亡事件。

到了 1348 年，这种疾病在整个南欧肆虐。同年 8 月，它首次登陆英格兰，随后无情地向北和向东传播，先是到达布里斯托尔，然后是牛津，接着是伦敦。1349—1353 年，几乎整个北欧，包括斯堪的纳维亚半岛和俄罗斯部分地区都陷入了恐慌之中。据估计，欧洲大约四分之一（或许高达三分之一）的人口死于这场瘟疫。

## 鼠疫的三种类型

通过观察感染的过程，人们认识到鼠疫有三种类型：腺鼠疫、败血症型鼠疫和肺鼠疫。其中，腺鼠疫最为常见，主要通过鼠蚤叮咬传播，典型症状是腹股沟、腋下或颈部出现淋巴结肿胀。这些肿胀的淋巴结被称为淋巴结炎，破裂前会引发剧痛。败血症型鼠疫也称暴发型鼠疫，是最为凶险的一型。患者通常在淋巴结肿大前就已

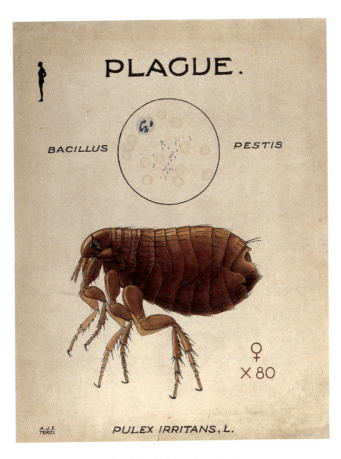

鼠疫杆菌及其传播媒介——人蚤

死亡。若鼠疫杆菌侵入肺部，患者可通过咳嗽传播感染，使吸入含有鼠疫杆菌飞沫的人患上肺鼠疫。腺鼠疫的死亡率约为30%—75%，而败血症型鼠疫和肺鼠疫几乎会导致所有感染者迅速死亡。

意大利作家薄伽丘（Boccaccio）在《十日谈》中讲述了佛罗伦萨瘟疫流行时，十位青年男女躲进乡间宅邸避难，为打发时间，他们约定每人每天讲一个故事。薄伽丘在开篇生动地描绘了疾病的症状：染病的男女，最初是在腹股沟或胳肢窝下突然隆肿起来，到后来越肿越大，有的像普通苹果那么大，有的像鸡蛋，一般人管这肿块叫作"疫瘤"。很快地，这死兆般的"疫瘤"就由那两个部位蔓延到身体的各个部分。在此之后，病症迅速变化，病人的臀部、腿部，以至身体的其他各部分都出现了黑斑或紫斑，有时是稀稀疏疏的几大块，有时则又细又密，不过，这跟初期的毒瘤一样，都是死亡的预兆，只要出现这种情况，就必死无疑。

鼠疫造成的高死亡率引发了重大的社会和政治动荡。随着耕地减少和劳动力短缺，工资上涨，社会流动性加剧，农奴制也逐渐瓦解。

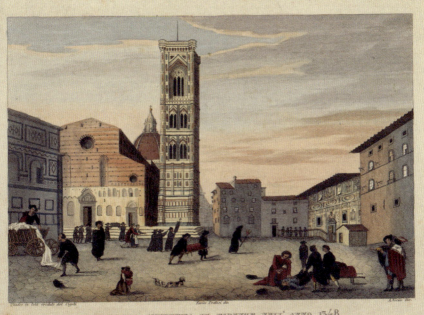

PESTILENZA AVVENUTA IN FIRENZE NELL' ANNO 1348.

《十日谈》以 1348 年佛罗伦萨暴发的瘟疫为背景

## 延伸阅读：三倍工资

死亡吞噬了超过三分之一的人口，导致仆人、工匠、农民都出现了严重短缺。许多财产丰厚的领主找不到人来服务和侍候。人们不得不亲自扛着孩子的遗体去教堂，然后将其扔进乱葬岗。

由于劳动力短缺，底层百姓对工作挑三拣四，除非支付三倍工资，否则很难说服他们为显贵服务。与此同时，由于葬礼上会发放救济金，那些曾经不得不工作的人变得游手好闲，开始偷窃或从事其他违法行为。穷人和仆人逐渐变得富有，而富人反过来变得穷困潦倒。教会人士、骑士和其他显贵不得不亲自打谷、耕地，这样才能挣到自己的面包。

## 黑暗时代的自救

在许多城市，一场姗姗来迟的自救行动终于展开。一些地方开始清理街道上堆积的垃圾和污水，另一些地方实施了严格的隔离检疫措施。在米兰，人们用木板封住出现鼠疫病例的房屋，眼睁睁地看着感染者死去。犹

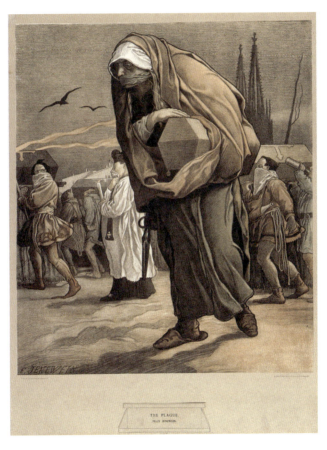

一位母亲抱着孩子的棺材走在送葬队伍中

太人、穆斯林和麻风病患者不幸被归咎为疫情的源头，惨遭大规模屠杀。然而，大多数人坚信疾病是由瘴气或某种邪恶的蒸气引起的。他们手持香草和鲜花四处走动，不时将花草放在鼻子下闻一闻，希望能借此驱散那些看不见的威胁。

## 延伸阅读：溯源“隔离”

“隔离”（quarantine）一词源自意大利语 quarantina，意思是 40 天。14 世纪，威尼斯共和国为控制疫情，实行了一项政策：所有抵达威尼斯的船只必须在港口外停泊 40 天，之后乘客和船员才被准许进城。这一做法被证明能有效控制疾病的传播，并很快在欧洲各地推广开来。随着时间的推移，隔离期的长短会根据疫情严重程度而调整，但“隔离”这个词却沿用至今。

鼠疫暴发初期，英格兰约有 400 万人口，而在接下来的四年内，至少有 100 万人丧生，其中城市死亡率明显高于乡村。这是因为乡村人口稀疏，不利于传染病传

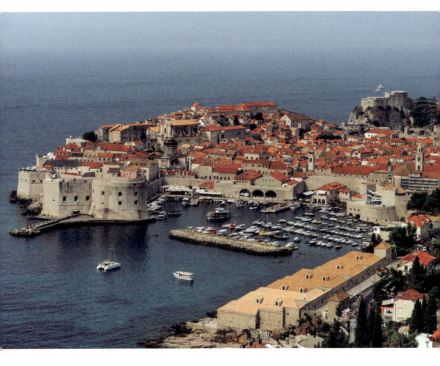

　　拉古萨（现为克罗地亚南部的杜布罗夫尼克）在威尼斯共和国时期首创 40 天隔离制度，旨在防止瘟疫传入

播，从而为人们带来了一线生机。由于当时英格兰的经济主要依赖于农业，这在一定程度上避免了经济的全面崩溃。然而，长期的社会和人口趋势还是受到显著影响。以薄伽丘逃离的佛罗伦萨为例，从 1348 年起的 90 年间，该城市的人口减少了至少三分之二，从超过 10 万降至不足 3 万。这一人口锐减现象，凸显了鼠疫对当时社会结构和人口分布的深远影响。

值得注意的是，在抗生素诞生前的几个世纪里，除鼠疫流行年份死亡率急剧上升外，其他疾病也导致了较少但更普遍的死亡。例如：每年冬季死亡人数的高峰主要与斑疹伤寒、天花和呼吸道感染有关；每年初秋死亡率上升，则很可能由白喉、麻疹和痢疾等疾病引起。

## 伦敦之痛：瘟疫与大火

17 世纪，鼠疫在整个西欧大规模暴发，其中以 1665—1666 年的伦敦大瘟疫最为人所熟知。据记载，这场疫情导致伦敦 50 万人口中约 10 万人丧生。英国议员塞缪尔·佩皮斯（Samuel Pepys）在其日记中详细记录了此次事件。1664—1665 年的寒冬，鼠疫基本处于休眠状

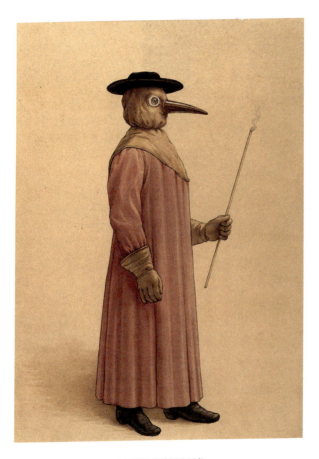

17 世纪的瘟疫医生形象

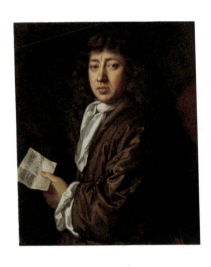

塞缪尔·佩皮斯是英国皇家
学会的重要成员，曾于 1684—
1686 年担任学会会长

态，如同潜伏的老鼠般悄无声息。然而，随着 1665 年夏
季热浪的到来，疫情再次暴发，引发了新一轮的恐慌与
苦难。1665 年 6 月 7 日，佩皮斯在日记中写道："这是我
记忆中最热的一天，其他人也这么认为。"

　　6 月 20 日，他记录道："上周日，威斯敏斯特有四五
个人死于鼠疫。"到了 8 月 12 日，他的担忧愈发强烈："死
的人太多了，如今他们不得不在白天运送尸体去埋葬，因

为晚上的时间远远不够用。市长下令,所有人晚上9点前必须待在家里,以便病人能在夜间外出透气。"

不久后,佩皮斯和妻子离开伦敦,前往乡村避难。10月16日回到伦敦时,眼前的景象令他震惊:"天哪,街上空荡荡的,弥漫着悲伤的气氛,到处是身患重病、布满疮痍的可怜人……他们告诉我,威斯敏斯特已经没有医生了,只剩下一个药剂师,其他人都死了。"

1666年9月2日凌晨,一场突如其来的大火驱散了鼠群,为城市的重建扫清了障碍。此后,人们开始重视清洁水源的供应以及垃圾和污水的处理。欧洲其他地区也纷纷采取类似的措施,有效遏制了鼠疫杆菌的传播,从而结束了这场持续300多年的灾难。不过,在世界其他地区,零星疫情仍时有发生,最近的一次记录是在1994年的印度。

### 延伸阅读:火灾之后的伦敦

1666年伦敦大火后,整座城市需要彻底重建。由于灾后仓促搭建的临时建筑设施简陋,卫生条件恶化,疾病很容易传播，许多人在随后的严冬中离世。

除了巨大的生命损失外，经济损失同样触目惊心。据统计，大火摧毁了13200栋房屋、87座教区教堂以及皇家交易所、市政厅和建于中世纪的圣保罗大教堂，损失高达1000万英镑，而当时伦敦市政当局一年的财政收入只有1.2万英镑。

英国作家彼得·阿克罗伊德（Peter Ackroyd）在《伦敦传》中写道："这场大火最大的功劳在于促进科学进步。"灾后重建期间，英国皇家学会的会员着手探寻火灾和瘟疫背后的"科学"或"客观"原因，试图以理性思维取代民众对上帝的极端虔诚和过度迷信。可以说，这场大火是伦敦市民破除迷信、确立科学精神的转折点。

近年来，我国鼠疫疫情主要集中在偏远牧区，传播风险相对较低。为防止疫情扩散，相关部门已加强监测和防控。鼠疫杆菌的主要宿主是野生啮齿动物，存在于200多种物种中，通过至少30种跳蚤传播。目前来看，大多数病例源于人类活动对啮齿动物自然栖息地的干扰。

得益于现代医学的发展，如今鼠疫已不再像过去那

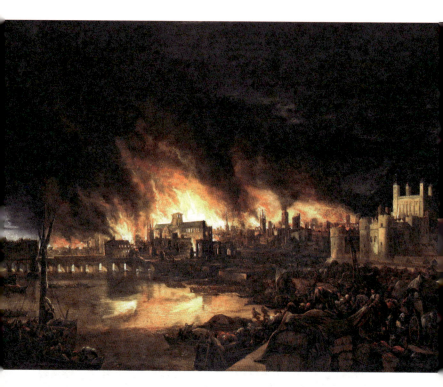

从伦敦塔（右侧）码头附近的船上看到的火势

样令人恐慌，因为我们拥有多种有效的抗菌药物，如链霉素、氯霉素和四环素类药物。然而，抗生素诞生前的黑暗时代一直在提醒我们，人类迫切需要一种神奇的药物来对抗那些看不见的敌人。

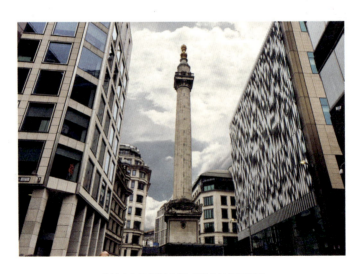

伦敦大火纪念碑已成为伦敦的地标性建筑

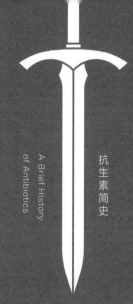

抗生素简史

A Brief History
of Antibiotics

迷雾散尽，曙光初现

# 从瘴气到细菌

据记载，1655—1656年，那不勒斯暴发了一场大瘟疫，约有15万人丧生，几乎占当时城市人口的一半。尽管城市当局在专家委员会的协助下迅速识别出了疫情，但当时他们采取的防控措施主要是为了防止人们吸入被认为携带瘟疫的"瘴气"或"不良空气"。这种做法未能有效遏制疾病的传播。很快，疫情在意大利南部蔓延开来，最终死亡人数可能超过100万。

古时候，人们普遍认为疾病是由沼泽地或尸体散发的"瘴气"引起的。1546年，意大利医生和诗人吉罗拉莫·弗拉卡斯托罗（Girolamo Fracastoro）在其著作《论传染与传染病》（De Contagione et Contagiosis Morbis）中提出了一个革命性的观点："……所有感染最终都可归结为腐败……如果所有感染都是腐败，那么通常意义上的感染……无非是腐败从一个身体传递到另一个身体。"

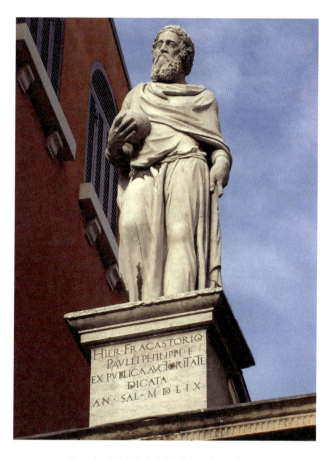

1559 年，维罗纳市为弗拉卡斯托罗建了一座雕像

虽然早在公元前 1 世纪，罗马学者马库斯·瓦罗（Marcus Varro）就曾推测微生物是引发疾病的原因，但弗拉卡斯托罗是第一个科学阐述传染、感染、病原体和疾病传播方式本质的人。

## 发酵：微生物的"杰作"

弗拉卡斯托罗提出的观点被视为细菌病因论（germ theory of disease）的前身。然而，这一前瞻性理论在当时并未得到广泛认可，甚至遭到了嘲笑。幸运的是，英国化学家波义耳（Boyle）等一批科学家敏锐地预见到了发酵现象的重要性。1663 年，波义耳写道："彻底理解发酵和发酵物本质的人，也许能够更好地……对各种疾病的不同现象作出合理解释……"这一观点为后来的微生物学研究奠定了基础。

历史的车轮滚滚向前。17 世纪，荷兰商人安东尼·范·列文虎克（Antonie van Leeuwenhoek）发明了一种新型显微镜。他利用自制的显微镜观察了各种物质，包括粪便和从自己牙齿上刮下来的牙垢，并详细描述了现在被称为原生动物、真菌和细菌的无数"小动物"。但当时人们坚信这些生物是自发生成的，直到巴斯德进行了著名的鹅颈烧瓶实验，自然发生说才被彻底推翻。

### 延伸阅读：生命可以"无中生有"吗？

很久以前，人们相信一种神奇的理论——自然发生说。它听起来有点像魔法：生命可以从无生命的物质中自然产生。比如：人们看到腐肉中生出蛆，便以为蛆是从腐肉中"自然"冒出来的；看到麦子堆里爬出老鼠，便认为老鼠是从麦子里"变"出来的。

这种观点起源于古希腊时期，并在中世纪被广泛接受，因为当时人们对生命的起源知之甚少。自然发生说就像一个简单的故事，直观地解释了生命从哪里来。但随着科学的进步，人们开始对这一理论产生怀疑。17世纪，意大利医学家弗朗切斯科·雷迪（Francesco Redi）做了一个实验：他把肉分成两份，一份放在敞口容器里，另一份放在密封容器里。结果发现，只有敞口容器里的肉生出了蛆。这表明蛆并非从肉中"自然"产生，而是由外界飞来的苍蝇产卵并孵化而成的。

　　后来，法国科学家路易·巴斯德（Louis Pasteur）也做了类似的实验。他将肉汤放入一个特殊的鹅颈烧瓶中，使空气可以进入，但微生物无法进入。结果发现，肉汤始终保持清澈，没有变质。这证明，生命不会从无生命的物质中自然产生，而是需要来自其他生命体的"种子"。

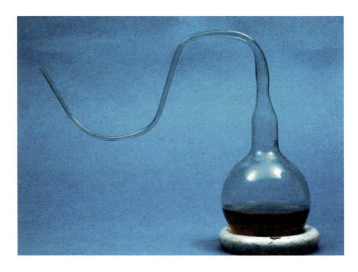

巴斯德在实验中使用的鹅颈烧瓶的复制品

## 巴斯德：理论联系实际的典范

巴斯德于 1822 年出生在法国多尔。1847 年，他从巴黎高等师范学院获得博士学位后，先后在第戎中学、斯特拉斯堡大学和里尔大学任教。1857 年，巴斯德回到巴黎高等师范学院工作。10 年后，他被任命为索邦大学化学教授。

作为一名化学家，巴斯德最初的研究方向是有机化合物的结构与性质。1848 年，他在显微镜下观察到一组互为镜像的酒石酸钠铵晶体。他很快意识到，许多天然物质也具有两种不同的存在形式，而生物系统往往只能利用其中一种形式。这一重要发现不仅揭示了自然界中的手性现象，更为他日后在发酵领域的突破性研究奠定了坚实的基础。

大约从 1855 年起，巴斯德的研究重心逐渐转向微生物学，最初主要聚焦于和啤酒、葡萄酒生产相关的发酵过程，以及牛奶变酸时产生的乳酸。此前，法国化学家拉瓦锡（Lavoisier）的实验表明，葡萄糖在发酵过程中分解为两部分：一部分被还原为酒精，另一部分被氧化为二氧化碳，即发酵过程中产生的气泡。然而，拉瓦锡的结论并未阐明酵母在这一过程中所扮演的角色。

在《关于乳酸发酵的记录》（Mémoire sur la fermentation appelée lactique）这篇文章中，巴斯德详细描述了糖转化为乳酸的过程，并指出有一种类似酵母的物质参与了这一反应。他发现这种"发酵物"能在营养液中生长并繁殖出一群微生物。此外，巴斯德还撰写了关于酒精发酵的文章，并在1860年发表了正式版本，证明了确实有生物体参与其中。他指出："酒精发酵与这些球体（酵母细胞）的生命和组织密切相关，而与它们的死亡或腐败无关。"

巴斯德认为，发酵是微生物在无氧环境下进行的呼吸作用，而酒的变质则是有害微生物生长引起的。他指出，某些发酵过程必须在没有氧气的条件下进行，并由此创造了"厌氧"（不需要氧气的过程）和"需氧"（需要氧气的过程）这两个术语。事实上，巴斯德的许多重要发现都基于他对发酵本质的深刻理解。比如，他开发了通过热处理实现高效灭菌的方法，并证明在灭菌后隔绝外界空气能有效防止啤酒和牛奶变质，从而实现长期保存。这种开创性的食品保存方法后来被命名为巴氏杀菌

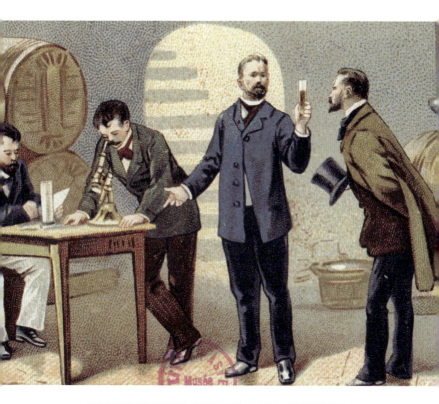

巴斯德在酒窖中讲解发酵、保存以及空气中的氧气对葡萄酒的作用

法。这些研究最终促使巴斯德提出了一个核心理论：有机物的转化是通过特定微生物来实现的，这些微生物对营养和温度有一定的要求，只有在适宜条件下才能发挥最佳活性。

## 科赫和细菌学的黄金时代

鲜为人知的是，在远离学术中心的乡村小镇沃尔施泰因，一位名叫罗伯特·科赫（Robert Koch）的年轻德国医生也在默默地进行微生物研究。

科赫于 1843 年 12 月出生在德国汉诺威附近的克劳斯塔尔。1866 年，他以优异的成绩从哥廷根大学毕业，并获得了医学博士学位。普法战争（1870—1871 年）期间，科赫担任军医，积累了丰富的临床经验。1872 年，他开始深入研究一种严重威胁家畜和人类生命的疾病——炭疽病。尽管此前已有多位研究者在受感染动物的血液中观察到疑似炭疽病原体的微生物，但始终没有人能确定其传染性。经过坚持不懈的努力，科赫终于在 1876 年取得了突破性进展。他在含有牛眼房水的培养基中成功培养出炭疽杆菌，并记录下观察到的孢子形成过程："炭疽杆菌

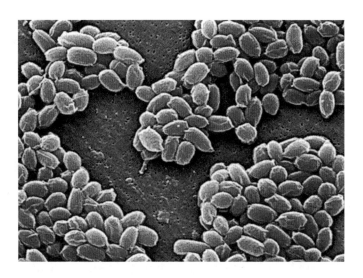

显微镜下的炭疽孢子

在发育一段时间后，菌丝中会形成椭圆形的半透明体。不久后，菌丝分解……如果将它们（半透明体）置于营养丰富的培养基中，它们会发芽并长成杆状，然后变成长长的菌丝。"科赫还证明，即便经过多次传代培养，这些微生物仍然保持着与原始样本相同的传染性。

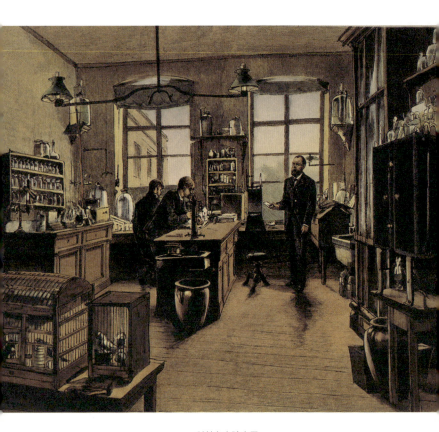

科赫在实验室里

然而,仍有一些人对实验结果表示怀疑。他们认为,房水可能会将感染从一个培养基传播到另一个培养基。这时,经验丰富的巴斯德站了出来。他先将感染者的血清滴入经过严格消毒的尿液中,使炭疽杆菌得以繁殖,然后将这滴尿液加入另一份消毒后的尿液中……经过整整100次转移培养,炭疽杆菌依然保持着初始血清中的全部效力。这一严谨的实验设计彻底排除了交叉污染的可能性,最终确立了细菌病因论的科学地位。

科赫是首位将特定细菌与特定疾病联系起来的科学家。他的发现之所以引人注目,是因为这些开创性的研究工作都是在一个设备简陋的临时实验室里完成的。从此,细菌学研究正式步入黄金时代。

1882年,科赫首次鉴定出结核病的致病菌——结核分枝杆菌。次年,他又成功识别出导致霍乱的病原体——霍乱弧菌。在取得这些突破性成果的同时,科赫还建立了一套严谨的病原菌鉴定标准,即著名的"科赫法则"。该法则包含以下四点:(1)在每一个病例中都能发现相同的细菌,而在健康者体内则找不到这种细菌;(2)能从宿主身上分离出这种细菌,并在培养基中获得

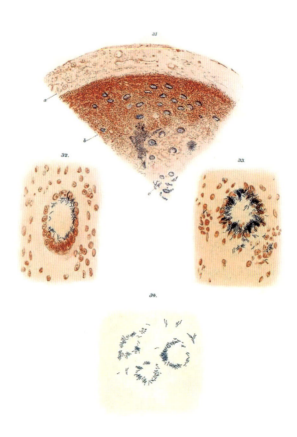

科赫绘制的结核杆菌示意图

其纯培养物;(3)用这种细菌的纯培养物接种健康而敏感的宿主，能引发相同的疾病;(4)从发病的宿主身上可以再次分离得到这种细菌。

科赫还改进了用于显微镜观察的细菌制备技术，尝试使用不同染料对细菌进行染色，以提高细菌在显微镜下的可见度。他的一系列开创性工作在国际上赢得了广泛赞誉。1905年，科赫因在结核病研究方面的贡献获得诺贝尔生理学或医学奖。

## 延伸阅读:革兰染色法

在细菌学领域，革兰染色法是一种重要的检验方法。该方法根据细菌细胞壁的组成和结构差异，将细菌分为革兰阳性菌(Gram-positive)和革兰阴性菌(Gram-negative)。革兰阳性菌在染色后呈紫色，而革兰阴性菌则呈红色。这种分类在医学实践中具有重要意义，因为不同类别的细菌对抗生素的敏感性存在显著差异。通过准确识别病原体的革兰染色特性，临床医生能更有针对性地选择抗感染治疗方案，从而显著提高细菌感染的治疗效果。

# 防腐剂与消毒剂

据荷马史诗《伊利亚特》记载，在希腊联军围攻特洛伊城期间，斯巴达国王墨涅拉奥斯曾得到"最高明的医师马卡昂"的救治。后来，当马卡昂本人负伤后，希腊英雄帕特洛克罗斯不得不亲自为同伴欧律皮洛斯进行治疗。荷马以细腻的笔触描绘了这一过程：他安置英雄躺下，用快刀从腿股上剜出尖锐的箭矢，用热水洗去腿上的黑血，然后用手把苦涩的草根研碎，敷上伤口，一剂止痛药止住了他所有的痛苦，伤口也开始干结，鲜血不再外流。

在古希腊时期，人们已经认识到某些物质具有防腐和抗感染的特性，对伤口治疗非常有效，如葡萄酒和醋。被誉为"医学之父"的希波克拉底（Hippocrates）曾在其著作《论伤口》（On Wounds）中提到："所有类型的伤口都可以通过用葡萄酒清洗来治疗。"现代研究证实，葡萄酒的抗菌特性与其酒精含量以及含有的多酚类化合物密切相关。

一些古希腊作家将防腐的起源追溯至古埃及。在荷马的另一部史诗《奥德赛》中曾提到，古埃及医生的医学造诣远超他人，"历史之父"希罗多德（Herodotus）也在著作中盛赞埃及医生的精湛技艺。众所周知，古埃及人使用沥青、树脂、香料等混合物进行防腐处理，其效果从大量保存完好的木乃伊中得到了充分印证。此外，古埃及的重要医学文献《艾德温·史密斯纸草》（Edwin Smith Papyrus）中有大量关于伤口处理的记载，如"标准的治疗方法包括使用油脂、棉絮和蜂蜜"。现在我们知道，这些古老的治疗方法具有一定的科学依据：棉絮用于包裹和填充伤口，能创造缺氧环境，促进血管生成；油脂可以减少绷带与伤口的粘连；而蜂蜜则具有抗菌作用。

## 消毒理念的诞生

16 世纪，法国军医安布鲁瓦兹·帕雷（Ambroise Paré）开始使用一种由百里香、迷迭香、薰衣草等多种草药煎制而成的汤剂来治疗伤口。这些草药中的酚类和萜烯类化合物具有显著的抗微生物活性。

## 延伸阅读：都灵围城战中的医学奇迹

在 16 世纪的欧洲，医生在处理枪伤时，通常使用沸油来"解毒"和灼烧伤口，但这种方法不仅会导致伤口发炎、肿胀，还可能引发高烧，甚至危及生命。

转机出现在 1536—1537 年的都灵围城战期间。年轻的法国外科医生安布鲁瓦兹·帕雷面临一个严峻的挑战——他的沸油用完了。在物资匮乏的情况下，帕雷决定用一种由蛋黄、玫瑰油和松节油混合而成的药膏来代替。那一夜，帕雷辗转反侧，担心没有使用沸油的士兵会因伤口感染而死亡。然而，第二天一早，当他查看这些士兵的情况时，结果令他大吃一惊：那些使用了药膏的士兵，伤口几乎没有炎症和肿胀，疼痛也大大减轻，休息得非常好；而接受了沸油治疗的士兵却饱受高烧、剧痛和伤口肿胀的折磨。

这次经历让帕雷深刻认识到，医疗实践应基于科学验证的观察，而非盲目遵循古老的教条。凭借在外科领域的创新和对患者护理的执着，帕雷逐渐声名鹊起，最终成为四位法国国王的御用外科医生。

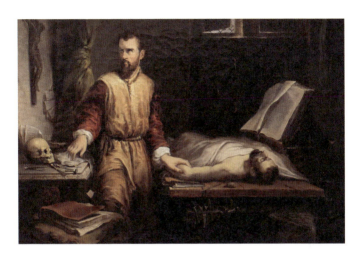

"现代外科之父"安布鲁瓦兹·帕雷在手术室里

　　直到 18 世纪，系统性的抗菌药物研究才正式拉开序幕。1750—1752 年，英国军医约翰·普林格尔（John Pringle）通过一系列实验发现，樟脑和明矾能有效延缓腐败过程，他将这些化学物质命名为防腐剂。1774 年，瑞典化学家舍勒（Scheele）首次制备出纯净的氯气，并发现其水溶液具有漂白性，这为消毒剂的发展奠定了基础。但很多人不知道的是，消毒理念的实际应用与产科临床紧密相关。19世纪中叶，匈牙利医生伊格纳兹·塞麦尔维斯（Ignaz Semmelweis）通过研究得出一个结论：产褥热是一种通过医生的手传播给产妇的传染性疾病。

### 延伸阅读：第一个提出洗手消毒的医生

19世纪初，在欧洲许多大型医院中，产妇因产褥热死亡的比例高达5%—20%。当时，这种疾病的病原体尚未明确，许多医生认为其可能与季节性瘴气有关。

1846年，年轻的产科医生塞麦尔维斯向产褥热的高死亡率发起挑战。当时，维也纳综合医院有两个产科病房：一个由医生和医学生负责，另一个由助产士负责。塞麦尔维斯分别统计了两个病房的产妇死亡人数，发现医生和医学生所在病房的死亡率比助产士所在病房高出近5倍。

塞麦尔维斯的突破性发现源于一起悲剧：他的一位同事在对死亡产妇进行尸检时，不慎被手术刀割伤，最终因感染而去世。这一事件让塞麦尔维斯意识到，任何人，包括医生，都可能患产褥热，助产士病房死亡率低的原因可能是她们不进行尸检。他进一步推测，医生和医学生在解剖尸体时，手上可能沾染了某种"尸体微粒"（即后来人们所熟知的化脓性链球菌），并在接生时将这些"微粒"带入产妇体内。塞麦尔维斯建议医生和医学生在接生前使用含氯溶液洗手并消毒器械，病房的死亡率果然大幅下降。

遗憾的是，塞麦尔维斯的同事并不认同他的观点，他们拒绝承认产褥热是由医生传播的。1850 年，塞麦尔维斯被迫离开维也纳，最终在郁郁不得志中去世。

产褥热的故事不仅展现了人们对防腐和消毒认识的不断深化，也体现了科学在改善公共卫生和减少感染方面的重要作用。尽管塞麦尔维斯当时对细菌还一无所知，但他的发现标志着抗菌技术的诞生——手卫生成为预防感染和疾病的最佳方法之一，他也因此被誉为"手卫生之父"。到了 19 世纪末，氯胺 T、哈拉宗、碘酊和碘仿等多种防腐剂和消毒剂开始流行。然而，真正为外科手术和伤口治疗带来革命性变化的，是约瑟夫·李斯特（Joseph Lister）引入的石炭酸。

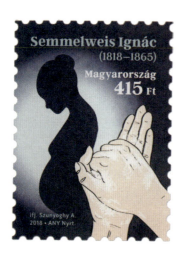

匈牙利邮政于 2018 年 6 月 30
日发行的塞麦尔维斯纪念邮票

## 李斯特和外科消毒法

英国著名外科医生詹姆斯·扬·辛普森（James Young
Simpson）曾指出："在我们的外科医院里，躺在手术台上
的病人所面临的死亡风险，甚至超过了滑铁卢战场上的英
国士兵。"在 19 世纪，即便手术本身成功，患者也常常会
死于败血症、坏疽等感染性疾病。然而，当时的人们既不

了解感染的原因，也不清楚感染是如何传播的。

　　李斯特于 1827 年 4 月出生在英国埃塞克斯。1847年，他获得文学学士学位，随后接受了外科医生的专业培训。到 1854 年，他已成为爱丁堡皇家医院詹姆斯·赛姆（James Syme）团队的一名住院外科医生。

　　1860 年，格拉斯哥大学的外科教授职位出现空缺，李斯特从七名申请者中脱颖而出。一年后，他被任命为格拉斯哥皇家医院外科医生。其间，他通过格拉斯哥大学化学教授托马斯·安德森（Thomas Anderson）了解到巴斯德的研究，并认同其观点，即发酵和腐败过程是由空气中的微生物引起的。

　　受到巴斯德的启发，李斯特提出了一个假设：空气中的微生物可能是导致伤口感染和化脓的原因。1867年，他在《英国医学杂志》（第 2 卷，第 246 页）上发表文章："巴斯德的研究表明，空气导致化脓的特性并不取决于氧气或任何气体成分，而是取决于空气中悬浮的微小生物……我想到，如果将一些能杀死这些微小生物的材料作为敷料涂在伤口上，就可以在不隔绝空气的情况下避免伤口感染。"

　　1874 年，李斯特在给巴斯德的信中表达了由衷的感激之情，认为巴斯德的发现为他实施防腐系统提供了科学依据。当时，由于致病微生物和无害微生物尚未被区分开来，李斯特坚信应对医院内的空气进行消毒。他认为，可以通过手术后在伤口与周围环境之间建立一道化学屏障，以防止病菌侵入伤口。

## 石炭酸的启示

　　1864 年，李斯特读到一则关于卡莱尔市使用苯酚（当时称为石炭酸）处理污水并取得显著成效的报道。苯酚是化工厂提炼焦油过程中产生的一种废弃物，能杀死水中的微生物。这让他萌生了将苯酚应用于外科手术和伤口治疗的想法。

　　1865 年 8 月 12 日，他在一名 11 岁男孩身上进行了首次尝试。这名男孩的腿被马车撞伤，李斯特将一块浸有亚麻籽油和石炭酸溶液的纱布敷在他的伤口上。四天后，当他更换纱布时，发现伤口没有感染，骨头也开始愈合。后来，李斯特又用石炭酸治疗了 11 个病例，其中仅有一例因突发性出血死亡。

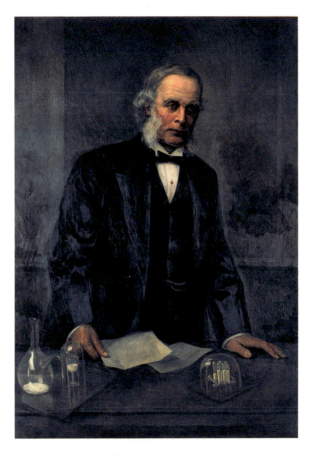

李斯特是第一个将细菌病因论应用于外科手术实践的人

1867 年 3 月至 7 月，李斯特在《柳叶刀》杂志上一共发表了六篇文章。他分享了自己的研究成果，并指出："首先，细菌感染是导致疾病的关键因素；其次，在伤口愈合过程中，感染和化脓是不正常的，且对患者毫无益处。"他建议外科医生佩戴干净的手套，并在手术前后使用 5% 的石炭酸溶液洗手和清洗器械。这些措施的效果非常显著：1865—1869 年，李斯特主管病房的手术死亡率从 45% 下降至 15%。

1870 年，李斯特发明了石炭酸喷雾。这种喷雾由 1 份石炭酸和 100 份水混合而成，用于喷洒在患者和医护人员周围，以保持手术室的清洁。最初的喷雾器由手动或脚踏泵驱动，被称为"驴机"（donkey engine），后来改进为蒸汽驱动。然而，石炭酸对医生和护士的皮肤以及其他器官（尤其是肺部）具有强烈的腐蚀性，其刺激性气味也遭到了广泛的批评。随着时间的推移，这种喷雾器逐渐被淘汰。

1877 年，李斯特来到伦敦，继续寻找其他防腐剂。其中，水杨酸被证明具有杀菌消炎的作用，它也是阿司匹林的前身。

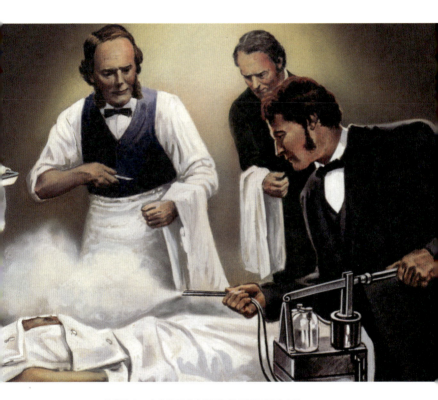

李斯特在一次外科手术中指导医生使用石炭酸喷雾

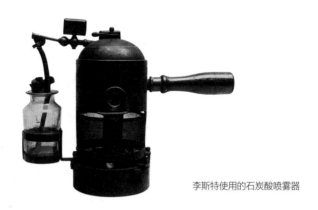

李斯特使用的石炭酸喷雾器

## 延伸阅读: 取代石炭酸的杀菌剂

几乎在同一时期, 科赫提出了一个重要发现: 石炭酸能抑制细菌的生长, 但无法彻底杀死细菌。事实上, 在他测试的众多化学物质中, 只有氯化汞能杀灭大多数类型的细菌。李斯特在此基础上进一步研究发现, 将汞与锌的氰化物和苯胺紫染料结合使用, 杀菌效果显著提升。于是, 这种新型制剂逐渐取代了医院中广泛使用的石炭酸。

不过，这并非汞类制剂在医疗领域的首次应用。早在几年前，科赫就已率先使用了氯化汞。此后，医学界又陆续发现了其他多种汞基化合物，如用于治疗梅毒的苯甲酸汞和水杨酸汞，以及作为局部防腐剂的红汞、硫柳汞等。

在整个职业生涯中，李斯特获得了无数荣誉。1878年，他被任命为维多利亚女王的外科医生。1883年，他被封为准男爵。1897年，他成为英国历史上首位因医学成就获封男爵的外科医生。

1892年12月27日，李斯特作为伦敦和爱丁堡皇家学会的代表，应邀参加巴黎索邦大学为巴斯德举办的70岁生日庆祝活动。在演讲中，他向巴斯德致敬，称其"揭开了数百年来传染病的神秘面纱，发现并证明了其微生物本质"。巴斯德在致辞中回应道："科学与和平终将战胜愚昧与战争，各国将携手合作，不是为了毁灭，而是为了建设，未来属于那些为人类苦难作出最大贡献的人。"这段话堪称对所有细菌学研究先驱的最高礼赞。下面，让我们跟随这些伟大科学家的脚步，开始寻找有效的抗菌药物吧！

# 抗生素简史

A Brief History
of
Antibiotics

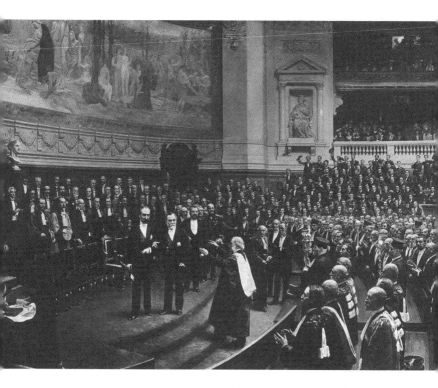

在巴斯德 70 岁生日庆祝活动中，李斯特登台向他表示祝贺

# 埃尔利希博士的"魔弹"

16 世纪的瑞士医生和炼金术士帕拉塞尔苏斯（Paracelsus）推崇"征象学说"，认为植物的外形暗示着其治疗的疾病或器官。例如，形似牙齿的天仙子种子可以治牙痛，形似大脑的核桃可以治头痛，形似肝脏的地钱可以治肝病。他因使用汞、砷等重金属盐治疗梅毒和其他疾病而闻名，尽管这些疗法杀死的病人数量可能比治愈的还要多。在巴塞尔大学任教期间，帕拉塞尔苏斯与外科医生、炼金术士和吉卜赛人交往密切。他的处方深受阿拉伯医学的影响，偏好使用硫、汞和盐，并对魔法和占星术深信不疑。

帕拉塞尔苏斯的父亲是一位化学家和医生。在父亲的影响下，他很早就认识到医生需要具备扎实的自然科学基础，尤其是化学知识。尽管帕拉塞尔苏斯的一些理念在今天看来颇为奇特，但他对现代医学发展的贡献

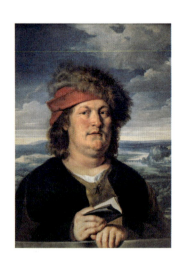

帕拉塞尔苏斯率先在西方医学中
引入以矿物和化学提取物为基础的治
疗方法

不可忽视。他坚信每种疾病都有其特定的原因和相应
的治疗方法，这一观点与 400 年后保罗·埃尔利希（Paul
Ehrlich）发现 606 号化合物（后来称为砷凡纳明）的思路
不谋而合。

　　砷凡纳明（Salvarsan）是第一种真正有效的抗梅毒
药物，被誉为"魔弹"（Magic Bullet）。在 20 世纪青霉素
出现之前，砷凡纳明一直是治疗梅毒的主要药物。

## 拥有彩色手指的人

1854 年 3 月，埃尔利希出生于德国一个富裕的犹太工商业家庭。在布雷斯劳大学学习医学期间，他对解剖课上学到的染料知识产生了浓厚的兴趣。他发现，正如某些染料会附着在棉花上却不会附着在羊毛上一样，某些染料也只能对特定的组织或细胞的某些部分进行染色。例如，亚甲蓝染料能染色神经细胞，而不会影响其他细胞，这使得组织样本中的神经细胞能清晰地显现出来。埃尔利希将这种现象称为亚甲蓝与神经细胞之间存在"化学亲和力"。

在老师眼中，埃尔利希是一个不务正业的学生。他沉迷于五颜六色的染料，考试常常不及格，同学们都戏称他为"拥有彩色手指的人"。1878 年，他在莱比锡大学获得博士学位，论文题目是《对组织学染色理论与实践的贡献》( Contribution to the Theory and Practice of Histological Staining )。在这篇论文中，埃尔利希系统介绍了当时已知的所有染色技术及其所用染料的化学成分，并特别强调了理解生物染色过程中化学原理的重要性。

完成学业后，埃尔利希在多家医院担任住院医师，同时继续他的染料研究。1882年，他发明了一种为结核杆菌染色的方法。这项突破性成就使人们能在痰液样本中检测到这种微生物，而结核杆菌不久前才被罗伯特·科赫确认为结核病的病原体。

## 血清疗法与侧链学说

1889年，埃尔利希加入柏林传染病研究所，成为罗伯特·科赫的助手。次年，细菌学家埃米尔·冯·贝林（Emil von Behring）和他的同事北里柴三郎在感染白喉的小白鼠血清中发现了特异性抗毒素，这一发现开启了免疫预防的新时代。埃尔利希在研究所的主要任务之一就是大批量生产白喉抗毒素。他提议使用马匹进行血清的商业化生产，并设计了一种测定血清中抗毒素含量的方法，以确保治疗的安全性和有效性。

1897年，埃尔利希提出了一个革命性的理论——侧链学说。他认为，每个细胞内都含有大量带有突起的"原生质"（即侧链），它们与参与生命过程的基本化学物质相互作用。此外，侧链对毒素也具有特殊的亲和力。

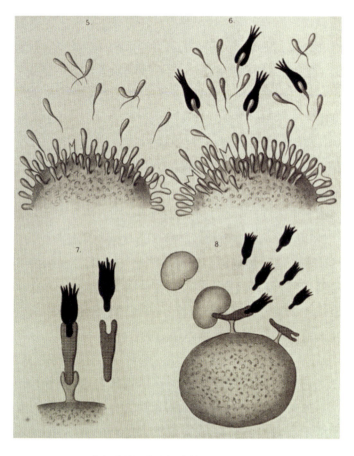

埃尔利希以手绘形式形象地解释了侧链理论

一旦毒素附着，侧链功能受损，细胞便会产生更多的侧链并释放到血液中，形成抗毒素。最初，埃尔利希将侧链上的结合部分称为"结合位点"，将毒素称为"毒物位点"，后来他改用"受体"一词来描述外来生物或药物与细胞相互作用的部位。

在埃尔利希看来，针对白喉的血清疗法之所以有效，是因为保护物质是机体自身的产物。他将这些保护物质比喻为"魔弹"，因为"它们专门针对入侵的病原体，而不损害机体及其细胞"。但他同时指出，血清疗法对疟疾和锥虫引起的疾病无效，必须借助化学物质进行治疗。埃尔利希进一步猜想，或许能找到一种只与致病细菌结合的染料，从而治愈患病的人或动物。如果能找到这种合适的染料并将其注入血液，它就会像魔法子弹一样，精准地攻击有害细菌，而不损伤正常细胞。

要寻找理想的"魔弹"，首先要确定合适的靶点。埃尔利希的"魔弹"筛选工作始于1891年。当时，他参与了一项关于亚甲蓝染料对疟疾影响的研究。在成功用亚甲蓝杀死实验动物体内的疟原虫，并治愈了两名患者后，他开始尝试用其他染料治疗锥虫病。1903年，埃尔利希合成了一种偶氮染料（苯胺的衍生物），并将其命名为锥虫红，以表明其针对的疾病。然而，埃尔利希和他的日本同事志贺洁很快发现，锥虫红虽然能治疗感染锥虫的小鼠，但对包括人类在内的大型哺乳动物毫无疗效。这一结果促使他们将研究重点转向砷化合物，并把"魔弹"的靶点范围扩大到刚被确定为导致梅毒的病原体——梅毒螺旋体。

### 延伸阅读："魔弹"的第一个靶点

昏睡病，又称非洲锥虫病，是一种由锥虫引起的疾病，主要流行于非洲中部地区。1863 年，法国化学家皮埃尔·雅克·安托万·贝尚（Pierre Jacques Antoine Béchamp）发现一种有机砷化合物（学名为氨基苯胂酸钠）能杀灭人体内的锥虫，并将其命名为阿托西耳（Atoxyl）。1905 年，阿托西耳开始被用于临床治疗非洲昏睡病。然而，这种药物存在一个严重的副作用：它会损伤视神经，可能导致患者失明。

凭借多年来对分子结构的深入研究，埃尔利希敏锐

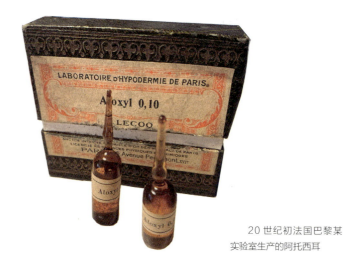

20 世纪初法国巴黎某
实验室生产的阿托西耳

地发现,阿托西耳的胂酸结构非常不稳定,容易发生化学反应,这与稳定的苯胺结构(如偶氮染料)形成了鲜明对比。这意味着,通过改变阿托西耳的化学结构,可以合成多种衍生物进行实验。为提高阿托西耳的疗效并减少其副作用,从 1907 年起,埃尔利希和他的助手开始研究胂酸结构,这项工作持续了整整三年。

## 砷凡纳明：“魔弹”现身

在 20 世纪后期艾滋病出现前的 500 年间，梅毒一直是人类最严重、最可怕的性传播疾病。被誉为“现代医学之父”的威廉·奥斯勒（William Osler）甚至断言：“谁通晓了梅毒，谁就通晓了医学。”

关于梅毒的起源，至今仍众说纷纭。其中一种较为流行的观点认为，梅毒最初在欧洲是一种较为温和的地方性流行病。当哥伦布率领船队发现美洲时，一些船员可能从当地的印第安人那里接触到了致病力更强的梅毒螺旋体，并将其带回了欧洲。15 世纪末，梅毒随着法国军队对意大利的战争迅速传播开来。1495 年，那不勒斯沦陷后，这种疾病在欧洲迅速蔓延，短短 15 年就导致约 1000 万人死亡。感染梅毒的最初症状是生殖器溃疡，随着病情的发展，最终可能累及骨骼和软骨。

帕拉塞尔苏斯是最早提倡使用汞盐治疗梅毒的人之一。但实践表明，汞化合物会引发各种神经系统问题，如记忆力减退、注意力下降、四肢麻木等，严重时甚至会导致失明或死亡。因此，人们迫切需要寻找一种更安全、有效的治疗方法。

　　1905 年，德国科学家弗里茨·绍丁（Fritz Schaudinn）
和埃里克·霍夫曼（Erich Hoffmann）发现梅毒螺旋体是
梅毒的病原体。他们注意到，这种螺旋体在形态和活动
方式上与锥虫相似。

　　1909 年，埃尔利希的梅毒研究团队迎来了一位重要

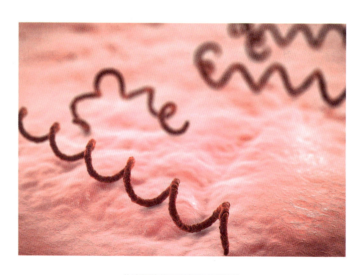

梅毒螺旋体又称苍白密螺旋体

成员——梅毒专家秦佐八郎。秦佐八郎重新测试了实验室过去几年合成的所有砷衍生物，意外发现 606 号化合物能治愈感染梅毒的兔子。其实早在 1907 年，606 号化合物就已被合成，但由于它对锥虫感染的疗效不显著，当时并未引起关注。由于之前使用 418 号化合物治疗的患者曾出现严重的过敏反应，埃尔利希对 606 号化合物的使用非常谨慎。直到动物实验充分证实其安全性和有效性后，他才将样本送往指定医院进行临床试验。

## 延伸阅读：对新药的评价

在 1911 年 6 月 17 日出版的《柳叶刀》杂志中，参与临床试验的医生介绍了一种用于静脉注射 606 号化合物的新装置，并对其疗效进行了评估。他们总结道："新药能否取代汞在梅毒治疗中的地位仍需进一步观察……不过，它在消除病变方面确实表现出色，尤其是在那些对汞治疗反应不佳的病例中。虽然药物使用过程中可能存在的风险已被多次讨论，但截至目前，我们在静脉注射的病例中尚未发现任何不良反应。"

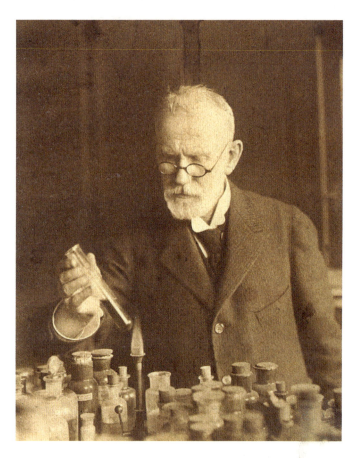

埃尔利希一生致力于寻找对微生物具有特异性结合和杀灭作用的化学治疗剂

1910 年 4 月 19 日，在威斯巴登举行的国际内科医学大会上，埃尔利希宣布了 606 号化合物（砷凡纳明）的发现，并分享了令人振奋的临床试验结果。消息一经公布，大量索取药物样品的请求如潮水般涌来。从 1910 年 6 月至 12 月，埃尔利希的实验室一共免费发放了 65000 份样品。然而，这种慷慨的行为也带来了一些问题，主要是对砷凡纳明的不当处理和使用。例如，在配制药物的钠盐溶液时，有人错误地使用了自来水而非蒸馏水，而且由于对化合物的不稳定性认识不足，许多样品在实际使用前就已经分解。埃尔利希非常关注后续的临床试验，每当有患者因此遭受痛苦，他都深感痛心。为了解决这些问题，他随后发布了一套详尽的药物存储和配制指南。

很快，对砷凡纳明的需求超出了埃尔利希实验室的供应能力。在赫司特化学公司的支持下，这种药物于 1910 年开始批量生产。1912 年，赫司特公司推出了改进版本——914 号化合物（新砷凡纳明）。新砷凡纳明的溶解性更好，操作更方便，但疗效略逊一筹，副作用包括恶心与呕吐。

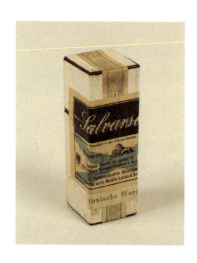

砷凡纳明是历史上第一种批量
生产的抗菌化学药物

## 现代化学疗法的奠基者

让我们再来回顾一下"魔弹"的概念：理想的药物就
像一颗魔法子弹，能精准地瞄准并攻击病原体，同时不
会对人体造成任何伤害。

遗憾的是，砷凡纳明并未完全实现埃尔利希理想中
的"魔弹"效果——它虽然能有效对抗梅毒，但也伴随着

一定的副作用，并且除了梅毒，它对其他类型的感染无能为力。1913 年 8 月，埃尔利希在伦敦举行的国际医学大会上发表了演讲。他总结道："毫无疑问，随着时间的推移，我们将发现越来越多的药物能够以我们期望的方式发挥作用。我们可能无法立即找到理想的药物，但可以一步步接近它们。我们正在开创一个新的医学时代，一个通过化学手段治愈疾病的时代。"

埃尔利希一生获得了众多奖项和荣誉。1908 年，他与巴斯德研究所的梅契尼科夫（Metchnikoff）共同荣获诺贝尔生理学或医学奖。1912 年和 1913 年，他又因在化疗领域的卓越贡献，两次获得诺贝尔化学奖提名。需要注意的是，这里的"化疗"与癌症治疗并无直接关联，而是泛指用化学药物治疗疾病的过程。为了纪念这位"化疗之父"，好莱坞于 1940 年拍摄了一部名为《埃尔利希博士的魔弹》的电影，专门讲述砷凡纳明的发现过程。如今，德国许多城市的街道以埃尔利希的名字命名。

埃尔利希的伟大之处在于开创了一个将化学、生物学和医学紧密结合的全新研究领域。他不仅推动了药物发

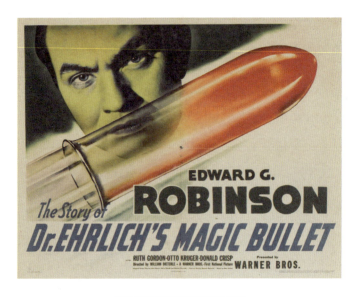

电影《埃尔利希博士的魔弹》海报

现的进程，还彻底改变了药理学家对药物如何与入侵病原体以及宿主（即患者）细胞相互作用的理解。此外，他还关注到耐药性问题，并提出了"联合化疗"的概念。

## 延伸阅读：联合化疗的诞生

埃尔利希发现，经过一段时间的治疗后，一些锥虫或螺旋体会对所使用的药物产生耐药性，这可能是由于它们的化学受体对药物的敏感性降低了。随着药物的抗微生物效果逐渐减弱，患者身上的不良反应也随之增加。为解决这一问题，埃尔利希提出了一个创新的方法——同时使用对不同类别化学受体有亲和力的药物混合物。这样做不仅能减少药物的使用量，还能提高在微生物产生耐药性之前将其彻底消灭的几率。作为现代癌症治疗中的一个重要策略，联合化疗就是从这一理念发展而来的。

在秘书玛尔塔·马夸特（Martha Marquardt）眼中，埃尔利希不仅是一位杰出的科学家，更是一个闪耀着人性光辉的探索者。"对他来说，世上没有什么比致力于战胜痛苦和疾病、增进人类福祉的科学研究更重要的事了。他对自己的工作始终保持坚定的信念，这份信念如同一团温暖的火焰，体现在他的一言一行中。"

# 染料中诞生的抗菌药

1856 年，18 岁的英国青年威廉·珀金（William Perkin）在导师奥格斯特·威廉·冯·霍夫曼（August Wilhelm von Hofmann）的指导下，尝试利用煤焦油的衍生物苯胺来合成抗疟疾药物奎宁，但实验屡屡失败。一天，他用酒精清洗试管时，发现试管中的黑色沉淀物溶解后呈现出一种耀眼的紫色，这就是世界上第一种合成染料——苯胺紫。珀金敏锐地意识到这一发现的重要意义，迅速申请了专利，并与家人一起开办工厂，实现了苯胺紫的商业化生产。此后，化学家受到启发，相继开发出更多种类的合成染料，如苯胺红、苯胺蓝等。颇具戏剧性的是，尽管苯胺紫的发现从某种程度上来说源于一次意外，但后续的研究揭示了它还具有杀菌作用。

苯胺紫的发现不仅为有机化学工业奠定了基础，还彻底改变了染料工业的发展方向。19 世纪，人工合成染

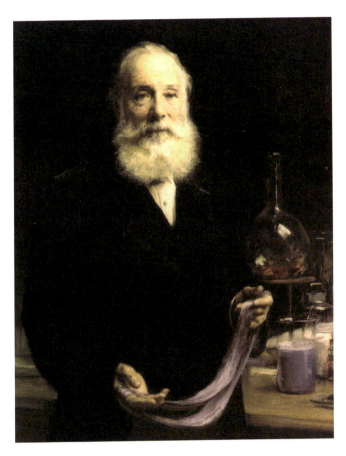

威廉·珀金于 1856 年发现了第一种合成染料——苯胺紫

料工业的兴起带动了多个行业的蓬勃发展，尤其推动了现代合成药物的快速进步。随着染料市场逐渐饱和，一些原本生产染料的企业开始向制药行业转型，由此诞生了第一批现代化制药企业。

抗生素时代通常被认为始于亚历山大·弗莱明（Alexander Fleming）发现青霉素。然而，从实际使用时间来看，磺胺类药物比青霉素早了近 10 年，是第一种广泛有效且可全身使用的抗菌药物。其中，第一种商业化生产的磺胺类药物名为百浪多息（Prontosil），它是一种橘红色的偶氮染料，能有效治疗链球菌引起的感染。

## 红色染料中的生命密码

1891 年，保罗·埃尔利希用偶氮染料亚甲蓝成功杀死了实验动物体内的疟原虫，并治愈了两名患者。随后，他和学生进一步发现，某些偶氮染料对非洲锥虫病也有疗效。正是在这些线索的指引下，德国工业巨头法本公司开始深入研究如何化学修饰偶氮染料，以开发具有潜力的新药物。

在法本公司，病理学家、细菌学家格哈德·多马

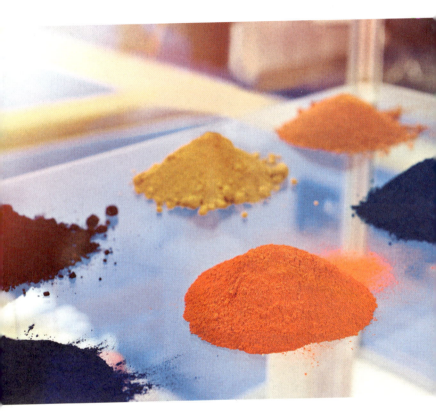

偶氮染料因分子结构中含有偶氮基（–N=N–）而得名

克（Gerhard Domagk）与化学家弗里茨·米奇（Fritz Mietzsch）和约瑟夫·克拉雷（Josef Klarer）共同启动了一项研究计划，目标是从偶氮染料中筛选出能有效对抗链球菌感染的化合物。在测试了数百种化合物后，米奇和克拉雷合成了一种偶氮染料的苯衍生物。他们认为，这种新染料中的磺酰胺基团有望成为候选药物，该化合物随后被标记为 KL 730（KL 代表 Klarer）。

接下来，多马克开始测试候选药物的抗菌效果。与以往通过体外实验观察药物抗菌效果的思路不同，他采用了一种全新的实验设计：先用病菌感染小鼠，再对小鼠投以药物，然后直接观察其在体内的效果。1931 年初，多马克在感染细菌的小鼠身上测试了 KL 730（后来被称为百浪多息），发现它对革兰阳性菌有效。他将这种化合物标记为 D 4145（D 代表 Domagk），随后使用化脓性链球菌的临床标本（分离物）引发小鼠的腹膜炎（腹部感染）。在这次实验中，他通过注射细菌感染了 26 只小鼠，并向其中 12 只感染的小鼠注射了单剂量的百浪多息，剩余的 14 只作为对照组保持感染状态。实验结果显示：所有接受百浪多息治疗的小鼠都存活了下来，这表明它们

的链球菌感染已被完全治愈；而未接受治疗的 14 只小鼠
则在实验的第四天全部死亡。1932 年 12 月 25 日，法本
公司为百浪多息申请了德国专利。

　　在接下来的三年里，多马克对百浪多息的抗菌特性
进行了深入研究。1935 年 2 月，他在《德国医学周刊》
上发表了自己的研究成果，文章标题为《对细菌感染化
学疗法的贡献》( A Contribution to the Chemotherapy of
Bacterial Infections )。

## 为了女儿放手一搏

　　1935 年 12 月 4 日，多马克 6 岁的女儿希尔德加
德 ( Hildegard ) 在制作圣诞装饰品时，不慎被针扎伤。
她原本拿着针下楼，想让母亲帮忙穿针，却在跌倒时
被针刺伤了手，断了的针头甚至扎进了她的腕骨。半
小时后，希尔德加德在诊所接受了 X 光检查，针头也
被取出。然而，从第二天开始，她出现了严重的炎症
和高烧。当时，医学界尚无治疗链球菌感染的有效药
物，唯一的方法是通过手术切除受感染的身体部位，
以防止感染进一步扩散。

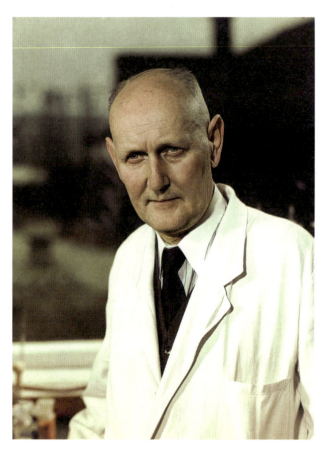

作为一名军医,多马克在一战期间目睹了大量士兵因细菌感染而死亡

尽管医生在局部做了 14 个切口进行引流，但效果并不理想。正如多马克回忆的那样："几天后换药时，她的手部明显肿胀，即使拆掉了所有缝线，体温仍在迅速升高。尽管已经做了许多切口，蜂窝织炎还是蔓延到了腋下。她全身状况恶化，甚至出现了头晕，这让我们非常担心。在通过培养确定链球菌是致病原因后，我请求主治医生允许我使用百浪多息。"

医生表示，如果百浪多息治疗无效，拯救希尔德加德的唯一方法就是截肢。令人惊叹的是，希尔德加德在使用百浪多息后逐渐好转，她的手臂最终得以保全。就这样，多马克的女儿成了第一位使用百浪多息治疗细菌感染的临床试验者。

当然，最引人注目的一位病人是 22 岁的小富兰克林·德拉诺·罗斯福（Franklin Delano Roosevelt Jr.），也就是时任美国总统富兰克林·罗斯福的儿子。他于 1936 年末患上链球菌性咽喉炎，在注射百浪多息后痊愈。这一事件使百浪多息首次进入美国公众的视野，并迅速成为医学界的焦点，进一步推动了磺胺类药物的广泛应用和研究。

## 真正有效的成分

百浪多息由拜耳公司(当时拜耳公司是法本公司的一部分)命名,是人类历史上发现的第一种能有效治疗体内多种细菌感染的药物,也是第一种商业化的抗菌药物。它对链球菌引起的各种感染(如血液感染、产褥热和丹毒)具有显著的抑制作用,但对其他球菌引起的感染效果并不明显。

令人惊讶的是,百浪多息在试管实验中完全无效,只有在活体动物体内才会展现出抗菌活性。后来,由巴斯德研究所的欧内斯特·富尔诺(Ernest Fourneau)领导的法国研究小组发现,百浪多息在生物(动物或人)体内被分解成两部分,其中真正发挥抗菌作用的部分被称为磺胺,是一种较小的、无色的活性化合物。这就解释了为什么百浪多息无法杀死试管中的细菌,因为它没有被分解为磺胺。此外,与百浪多息相比,磺胺的优点是不会导致患者的皮肤变红。这一发现使得法本公司试图通过垄断专利牟取暴利的计划彻底落空,因为活性分子磺胺早在1908年就已被合成,并广泛应用于染料工业,加之其专利当时已经到期,因此任何人都可以使用。

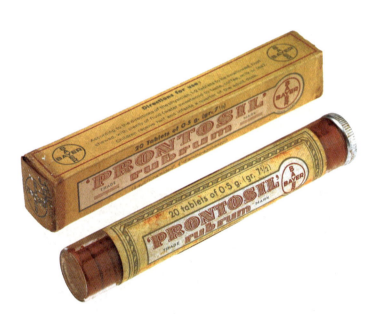

20 世纪 30 年代德国拜耳公司生产的百浪多息

　　随着欧洲各地广泛报道百浪多息在临床治疗上的成功，这种具有抗菌效果的新药迅速引起了人们的关注，众多药物化学团队纷纷着手对其进行改进，从而掀起了一场所谓的"磺胺热"。到20世纪30年代末，数百家制造商生产了多种形式的磺胺类药物。然而，由于缺乏严格的安全性审查，其中一种药物在1937年秋天引发了"磺胺

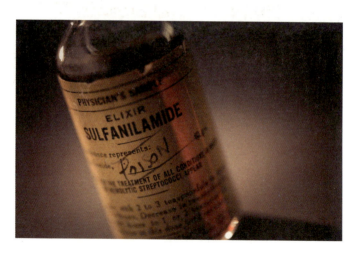

"磺胺酏剂事件"是美国历史上最严重的药品安全事件之一

酏剂事件"，至少100人因二甘醇中毒死亡，其中大多数是儿童。为防止类似悲剧再次发生，美国总统罗斯福于1938年签署了《联邦食品、药品和化妆品法案》（Federal Food, Drug, and Cosmetic Act，简称FFDCA），明确规定所有药物在上市前必须提供安全性证据。

## 延伸阅读：致命的酏剂

1937年6月，美国田纳西州布里斯托尔的S.E.马森吉尔公司的一名销售员报告称，南部各州对液体形式的磺胺有需求。此前，磺胺以片剂和粉末形式已安全使用了一段时间。公司首席化学家兼药剂师哈罗德·科尔·沃特金斯（Harold Cole Watkins）通过实验发现，原本难溶于水的磺胺可以溶解在二甘醇中。公司实验室对这种混合物进行了口味、外观和气味测试，认为结果令人满意。

随后，公司迅速配制出一批液体药物——磺胺酏剂，并向全国发送了633批货物。然而，这种新配方并未经过毒性测试。当时，食品和药品法律并不要求对新药进行安全性研究；而且，尽管销售有毒药物会对公司声誉造成负面影响，但这并不违法。由于未对新配方进行药理学研究，沃特金斯忽略了二甘醇的一个关键特性：这种常被用作防冻剂的化学物质是一种致命的毒药。

1937年9月至10月，磺胺酏剂在15个州导致100多人死亡，其中许多是儿童。患者通常在服药后7至21天内发病，表现出肾衰竭的典型症状，如排尿异常、严重腹痛、恶心、呕吐、昏迷、抽搐。而当时，对于二甘醇中毒尚无已知的解药或治疗方法。

一位母亲在写给罗斯福总统的信中描述了孩子服用这种药物后去世的经过："……我们仿佛还能看到她小小的身体痛苦地辗转反侧，听到她因疼痛而发出的尖叫声，这一切几乎让我发疯……我恳请您采取措施，阻止此类药物的销售。它们夺走了幼小的生命，留下了无尽的痛苦……"

## 战争年代的救命稻草

磺胺类药物的发展与第一次世界大战紧密相连。在条件简陋的战地医院里，外科医生的努力往往功亏一篑——即便采取了截肢或其他形式的根治性治疗，大多数士兵仍会因严重的细菌感染而死亡。这段经历给许多

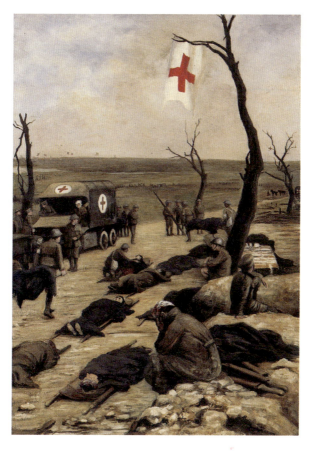

第一次世界大战期间路边的伤兵救护站

医务人员留下了深刻的印象，多马克便是其中之一。

磺胺类药物作为青霉素问世前第一种也是唯一一种有效的广谱抗菌药物，其广泛使用一直持续到第二次世界大战初期。当时，每个美国士兵都会随身携带一个急救包，里面装有磺胺药丸和粉末，可以撒在任何开放性伤口上，以防感染。

1939年，多马克因"发现百浪多息的抗菌作用"荣获诺贝尔生理学或医学奖。然而，由于当时纳粹政府的干预，他被禁止接受这一奖项。直到纳粹倒台两年后的1947年，他才得以前往瑞典斯德哥尔摩领奖，只是那时奖金早已被重新分配。在获奖演说中，多马克富有预见性地警告了抗菌药物耐药性的风险，并阐述了自己的研究理念："我认为，在化学治疗的发展过程中，我的首要任务是治愈那些迄今为止无法治愈的疾病，从而首先帮助那些别无他法的病人。"这一理念无疑深受他早年军旅生涯的影响。

尽管20世纪60年代后百浪多息逐渐淡出人们的视野，但其衍生物至今仍被用于治疗多种细菌和病毒感染，尤其在烧伤和尿路感染的治疗中发挥着重要作用。

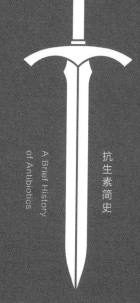

抗生素简史

A Brief History
of Antibiotics

横空出世，青史留名

# 微生物之间的生死较量

1887 年，巴斯德和同事茹贝尔（Joubert）在研究炭疽病时观察到一个现象：中性或微碱性的尿液是炭疽杆菌的良好培养基，但如果在这种尿液中同时接种炭疽杆菌和另一种需氧微生物（如某种常见的细菌），炭疽杆菌的生长就会受到抑制，甚至有可能死亡。更令人惊讶的是，在那些最容易感染炭疽病的动物体内也观察到了相同的现象。这一发现为治疗细菌感染带来了新的思路和希望。

巴斯德或许是最早观察到某些微生物能抑制其他微生物生长的科学家之一。事实上，一种微生物能抑制或杀死另一种微生物并非罕见现象，毕竟细菌是地球上最古老的生物之一。在生命诞生后约 35 亿年的漫长岁月里，不同物种始终在为争夺养分和生存空间相互竞争。与哺乳动物不同的是，细菌没有免疫系统，不过它们演

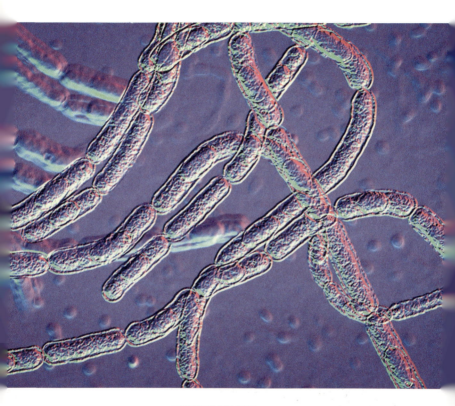

显微镜下的炭疽杆菌

化出了多种生存策略。其中，科学家最为关注的是细菌
如何利用自身合成的化合物来抑制或消灭对手。

## 从抗生现象到抗生素

"抗生素"一词的起源可以追溯到"抗生"（antibiosis）
这一概念。1889 年，巴斯德的学生、法国真菌学家保
罗·维耶曼（Paul Vuillemin）在法国科学促进会的大会上发
表了一场具有里程碑意义的演讲。他通过植物学和真菌
学的实例与分析，首次系统地阐述了"抗生"与"共生"的
概念。维耶曼将"抗生"定义为一种生物为生存而消灭另
一种生物的现象，并用"抗生素"（antibiotic）一词指代参
与这一过程的化学物质。

1941 年，乌克兰裔美国生物化学家和微生物学家塞
尔曼·瓦克斯曼（Selman Waksman）首次赋予"抗生素"
明确的定义："抗生素是一种由微生物产生的化学物质，
能抑制甚至杀灭细菌和其他微生物。"这一定义沿用至
今。瓦克斯曼因发现第一种对结核病有效的抗生素——
链霉素而被誉为"抗生素之父"。

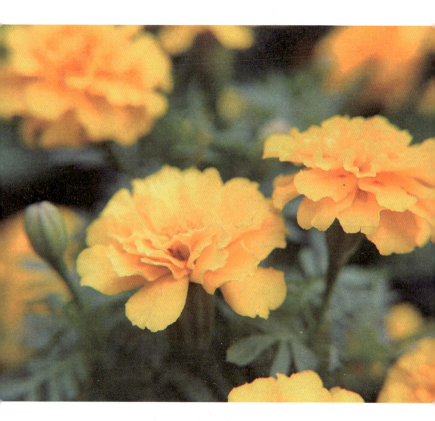

万寿菊的根部会释放一种对线虫和真菌有害的化学物质——α-三联噻吩

## 延伸阅读：米里亚姆之殇

瓦克斯曼的妹妹米里亚姆（Miriam）在幼年时因白喉不幸去世。如果当时从约 200 英里外的基辅运来的抗毒素能早点到达，她或许还有生还的希望。后来，瓦克斯曼在回忆妹妹的悲剧对他产生的深远影响时写道："在她离世的那一刻，虽然懵懂但善于观察的我可能已经开始思考，如果那些治疗药物能及时发挥作用，是否就能挽救她的生命。"正是这一事件，让瓦克斯曼与抗生素研究结下了不解之缘，并为之奉献了一生。

### 早期观察：一物降一物

在亚历山大·弗莱明 1928 年发现青霉素之前，许多研究人员已经对抗生现象进行了广泛的观察。1885 年，罗马尼亚医生巴贝斯（Babes）报告称，某些细菌能抑制其他种类细菌的生长。意大利医生坎塔尼（Cantani）声称，他通过让一位结核病患者吸入一种由细菌和明胶制成的简单混合物，成功治愈了这位患者。两年后，瑞士细菌学家加雷（Garre）发现，如果将荧光杆菌

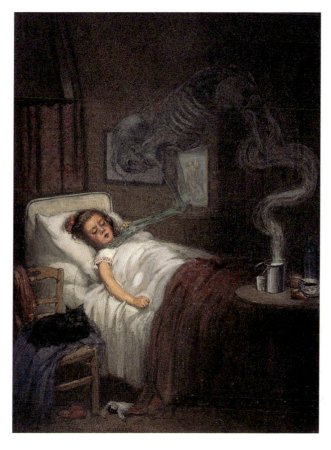

白喉是 19 世纪威胁儿童健康的头号杀手之一，有"扼杀天使"之称

（*Bacillus fluorescens*）接种到含有化脓性链球菌的培养皿中，后者的生长会受到抑制。1888年，德国人弗罗伊登赖希（Freudenreich）证实，绿脓杆菌（*Pseudomonas pyocyanea*）能抑制伤寒杆菌和炭疽杆菌的生长，并发现了最早记录的"抗菌"物质——一种由绿脓杆菌产生的蓝色色素。这种物质后来被其德国同行鲁道夫·埃梅里

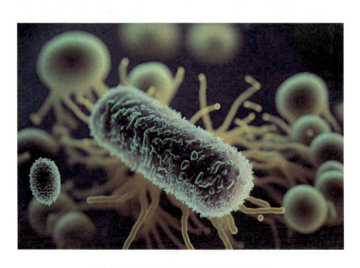

绿脓杆菌最初因能抑制其他致病菌而受到关注

希（Rudolf Emmerich）和奥斯卡·洛（Oscar Löw）称为绿脓菌酶（Pyocyanase）。1889 年前后，埃梅里希和洛开始尝试将绿脓菌酶用于患者的早期试验，发现它能杀死多种致病细菌，但这种化合物有毒且不稳定。

20 世纪初，一些研究人员声称，包括枯草芽孢杆菌、马铃薯芽孢杆菌和巨大芽孢杆菌在内的多种芽孢杆菌对结核病具有临床活性，但这些实验结果大多无法被重复验证。到了 20 世纪 20 年代，利斯克（Lieske）、格拉蒂亚（Gratia）、达特（Dath）等人相继发现，土壤中的放线菌科微生物在大多数情况下能产生抗菌物质。

## 弗莱明之前的青霉菌

有些人认为，弗莱明获得了过多的赞誉，因为他的工作本质上只是对上述早期观察的拓展。但这种观点忽略了一个重要事实：这些研究并未直接促成任何主要抗生素的诞生。

青霉菌（*Penicillium*）属于微生物中的真菌类，通常以青绿色菌落的形式出现在腐烂的水果、蔬菜和肉类表面。在显微镜下观察，青霉菌的外形酷似一支画笔，而

"画笔"在拉丁语中对应的单词是 penicillus。这一形象的比喻正是青霉素（Penicillin）名称的由来。

### 延伸阅读：大自然的神奇"药箱"

提到真菌，人们往往会联想到霉菌和蘑菇。其实，真菌也是药用化学物质的重要来源之一。无论是过期面包上长出的绒毛，还是腐烂水果表面的霉菌，抑或是从超市购买或野外采摘的蘑菇，都可能含有对人体健康有益的化学物质。不过，这些潜在的有益化学物质通常需要从真菌中提取，并经过适当处理后才能发挥功效。

除了广为人知的青霉素，还有许多由霉菌制成的其他药物。例如，洛伐他汀是一种用于调节血脂的药物，能有效降低低密度脂蛋白胆固醇（即所谓的"坏胆固醇"）水平。环孢素也是一种由霉菌生成的化学物质，能抑制免疫系统的活性。它通常在器官移植后使用，以减少免疫系统对新器官的识别和攻击，同时也被用于治疗某些自身免疫性疾病。

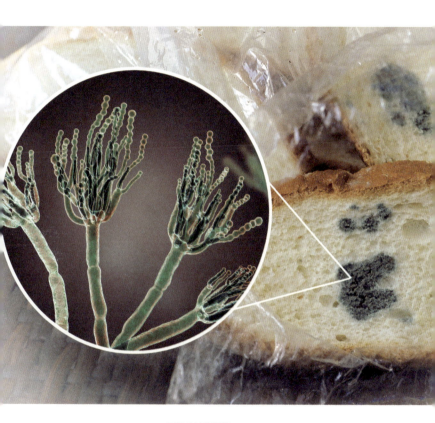

面包上的青霉菌

　　1870 年，英国圣玛丽医院的外科医生约翰·伯登·桑德森（John Burdon Sanderson）注意到，当出现青霉菌污染时，细菌无法生长。李斯特也曾专门用灰绿青霉（*Penicillium glaucum*）进行实验，证实这种霉菌能有效阻止某些细菌在他的尿液样本中生长。在其他一些针对青霉菌的观察中，对短密青霉（*Penicillium brevicompactum*）的研究尤为成功，其抗菌特性最终被归因于其中的化学成分——霉酚酸。

　　然而，这些研究都只能算作与青霉菌家族的初步接触。相比之下，弗莱明的工作具有更为深远的影响。虽然弗莱明并非第一个研究这些霉菌生物特性的人，并且他本人也从未成功制备出可用于治疗的青霉素，但他的发现为后来牛津团队大规模生产这类抗生素铺平了道路。

# 弗莱明的意外发现

1921 年末的一天，亚历山大·弗莱明在整理实验室里的试管和培养皿时，注意到一个不寻常的现象：一个培养皿上布满了金黄色的细菌菌落，但在两周前他不小心滴落鼻涕的地方，却没有任何细菌生长，它们似乎已经被消灭了。弗莱明随后对眼泪、唾液等其他体液进行了测试，证实许多体液中都含有一种能快速溶解某些细菌的物质。他将这种物质命名为溶菌酶，并在 1922 年发表的文章中公布了相关细节。然而，他的同事对这一发现的评价却是"有趣，但不重要"。

严格来说，溶菌酶是弗莱明的第一个重大发现。弗莱明曾多次表示，作为一名科学家，他最为自豪的工作是对溶菌酶的研究。尽管溶菌酶对葡萄球菌等许多致病菌并无显著效果，但它在免疫学领域具有深远意义，同时也为弗莱明 1928 年发现青霉菌的潜力奠定了基础。下面，让我们一起重温发现青霉素的故事，因为它很好地印证了巴斯德的一句名言："机会总是青睐有准备的头脑。"

## 青年弗莱明的求职之路

1881年8月，弗莱明出生于苏格兰的一个农民家庭。16岁离开学校后，他先做了一段时间办事员，随后参军。当时，弗莱明的兄弟汤姆已是伦敦一位颇有名气的全科医生。在他的鼓励下，弗莱明最终决定学医。由于拉丁语基础薄弱，弗莱明不得不在夜校苦读一年，最终以优异的成绩考入圣玛丽医院医学院，并由此开启了在该医院长达51年的职业生涯。

在临床前培训期间，弗莱明学习了药理学、有机化学、生理学和解剖学等课程。1904年，他进入圣玛丽医院的病房实习，发现许多病人患有细菌感染引起的严重疾病，如脑膜炎、肺炎、败血症等。

1906年，弗莱明因射击技能出众被圣玛丽医院的接种科录用，阴差阳错地加入了阿尔姆罗思·赖特（Almroth Wright）领导的团队，致力于研发治疗细菌感

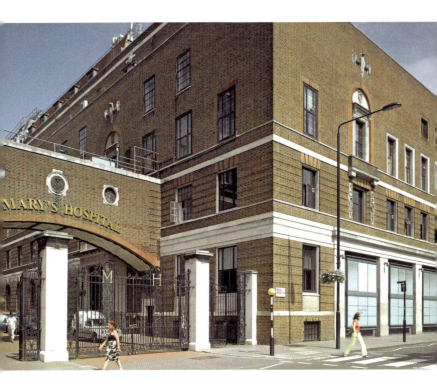

如今的伦敦圣玛丽医院

染的新疫苗。在随后的八年里，弗莱明在疫苗制备和细菌学领域积累了丰富的经验。他不仅研发出一种针对痤疮的疫苗，还在《柳叶刀》上发表了研究成果，并参与了抗梅毒药物砷凡纳明的临床试验。

## 在战争中寻找良方

1914 年 10 月，阿尔姆罗思·赖特带领团队前往法国布洛涅，研究战场伤口感染的治疗方法。弗莱明负责识别伤口中大量繁殖的产气荚膜梭菌和破伤风梭菌。这两种细菌广泛存在于土壤、粪便和人体的某些部位，是气性坏疽的主要致病菌。此外，空气中的葡萄球菌和链球菌也是常见的感染源。

弗莱明注意到，当时使用的石炭酸等消毒剂难以有效渗透到伤口深处，即便能到达深层组织，它们对白细胞（尤其是负责吞噬细菌的吞噬细胞）的损害作用也往往超过其对细菌的杀伤作用。他认为，需要尽快开发一种更有效的抗菌剂。1918 年的流感大流行进一步坚定了他的决心。据记载，这场大流行导致全球超过 5000 万人死亡。许多年轻士兵好不容易在战争中存活下来，却因

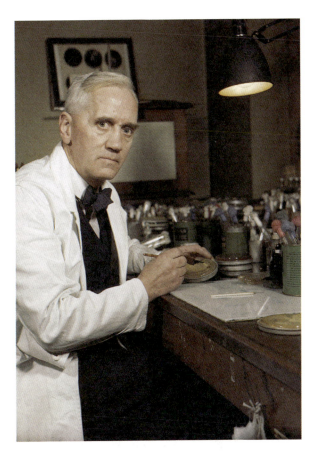

弗莱明在圣玛丽医院的实验室里

感染肺炎在数小时内丧生。当时，人们普遍认为流感是由菲佛氏杆菌（现在称为流感嗜血杆菌）引起的，但后来的研究证实，真正的罪魁祸首是病毒而非细菌。

战场上的经历深深地影响了弗莱明。1919 年 1 月返回圣玛丽医院后，他的研究方向发生了转变。正如开篇所述，他开始研究体液的抗菌作用。1922 年 1 月，弗莱明进一步发现蛋清中也含有类似的抗菌物质。他在文章中指出，在通过空气传播的细菌中，约有四分之三无法在经黏液、唾液或眼泪处理的培养物上生长。弗莱明认为，这解释了为什么这些特定的细菌通常不会对人体构成威胁。

溶菌酶的发现只是弗莱明科研生涯中的一个前奏。1928 年夏末，他偶然发现了抗菌效力更强的青霉菌，这一发现最终促成了青霉素的诞生，标志着抗生素时代的开启。

## 霉菌的神奇力量

1928 年，弗莱明开始了一系列针对常见葡萄球菌的实验。同年 8 月，一位"不速之客"光顾了他的一个培养皿，这是一种罕见的菌株。当弗莱明注意到时，霉菌菌落附近的细菌正在死亡，琼脂上细菌菌落的溶解和消失清晰地证明了这一点。

## 延伸阅读：差点被销毁的证据

1928年8月，弗莱明与家人外出度假。出发前，他在几个培养皿中接种了金黄色葡萄球菌，然后将它们放置在实验室的桌角，以避免阳光直射。9月3日，弗莱明回到实验室，开始清理之前留下的杂物。他把用过的培养皿堆放在一个装有消毒剂的托盘中，打算清洗后再用。幸运的是，那个关键的培养皿没有被浸入消毒剂，否则有关青霉菌的证据可能就此消失。后来，弗莱明在一篇文章中描述了他观察到的现象："在这种霉菌菌落周围，葡萄球菌菌落变得透明，显然正在溶解。"

弗莱明的同事对这一现象不以为意，因为研究溶菌酶时也出现过类似情况。但弗莱明深知培养皿中的葡萄球菌是一种高毒力的菌株，这表明霉菌产生了某种有效

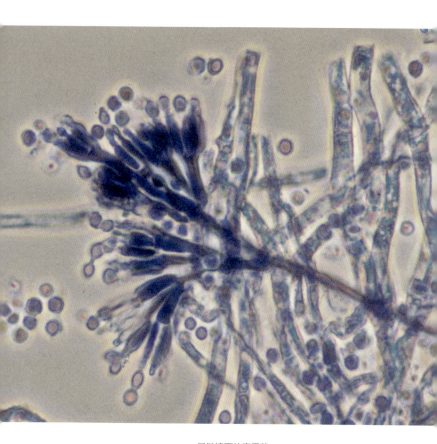

显微镜下的青霉菌

的抗菌物质。

弗莱明对这一发现进行了拍照和鉴定，并重新培养了霉菌。他发现这种霉菌在室温下生长得最好。接着，他让霉菌在含有肉类提取物的溶液表面生长，然后过滤得到一种提取物，即"霉菌汁"。这种提取物对葡萄球菌、链球菌、肺炎球菌、脑膜炎球菌、淋球菌和白喉杆菌等多种致病菌均表现出强大的抗菌作用。弗莱明将其命名为青霉素。

起初，弗莱明以为这种霉菌是红色青霉（*Penicillium rubrum*），后来才确定为诺氏青霉（*Penicillium notatum*）。他筛选了多种来源的青霉菌，但除了医院真菌学家提供的一个菌株外，其他菌株的抗菌效果都不如最初发现的强。

由于缺乏化学专业背景，弗莱明把化学分析的任务交给助手斯图尔特·克拉多克（Stuart Craddock）。1929年1月，他又聘请生物化学家弗雷德里克·里德利（Frederick Ridley）研究霉菌的化学特性。里德利和克拉多克合作改进了霉菌的培养技术，并通过减压蒸发的方法从"霉菌汁"中去除大部分水分，提炼出弗莱明所说的"黏稠物质"。这种物质可溶于酒精，但在室温下不稳定，且对培养基的 pH 值非常敏感；另外，当"霉菌汁"与血清混合培养时，其抗菌效力会迅速减弱。上述因素使得这种新型抗菌剂的临床应用前景变得相当渺茫。

## 延伸阅读：青霉素的早期试验

1929 年，弗莱明等人在一些人类受试者身上进行了试验。他们用青霉素为一位因截肢后患败血症而生命垂危的病人处理伤口，但疗效并不明显，最后该病人还是去世了。另一个案例是用青霉素治疗由肺炎球菌引起的结膜炎，结果病人迅速痊愈。不过，在这两个案例中，青霉素都只是被用作局部消毒剂，而非全身性抗生素（即通过血液循环到达感染部位的药物）。如果当时弗莱明试着将青霉素注射到感染细菌的动物体内，就像 12 年后牛津大学研究团队做的那样，抗生素时代或许早在 1929 年就来临了。

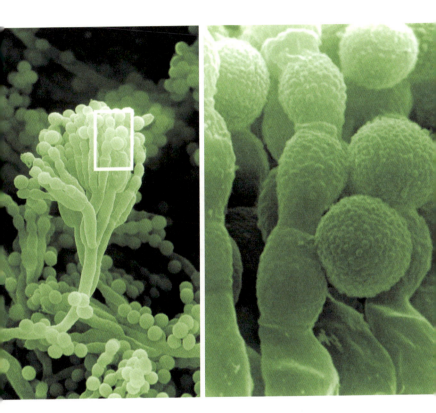

青霉菌产生孢子的扫描电子显微镜图像（左）和孢子的特写（右）

## 当热情遭到冷遇

1929 年 2 月，弗莱明在一个医学研究会议上首次介绍了有关青霉素的发现，不过并未引起大家的关注。同年 6 月，他在《英国实验病理学杂志》上发表了有关青霉素抗菌作用的文章，但学术界和制药业对他的研究成果依旧没有表现出太大的兴趣。

尽管反响平平，弗莱明始终坚信这一发现具有划时代意义。在 1950 年出版的《青霉素》一书中，他特别强调："青霉素是有史以来第一种能够有效消灭细菌，同时对白细胞无明显破坏作用的物质。"他进一步指出，一个好的青霉素样品在 1 : 800 的稀释比例下，能有效抑制葡萄球菌、化脓性链球菌和肺炎球菌的生长，其抑制效果远超传统的石炭酸，且具有无刺激性、无毒性的特点。

然而，研究很快遇到了瓶颈。弗莱明坦言，由于缺乏化学领域的专业知识，他未能取得进一步突破。伦敦卫生与热带医学学院的生物化学教授哈罗德·雷斯特里克（Harold Raistrick）及其团队也因为缺少细菌学方面的合作，始终无法攻克青霉素浓缩提纯的技术难关——雷

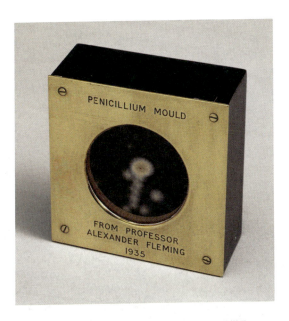

弗莱明 1935 年赠送给圣玛丽医院同事的青霉菌样品

斯特里克在一种由葡萄糖和几种矿物盐组成的简单培养基上成功培养出弗莱明发现的青霉菌，但在分离青霉素时遇到了困难。

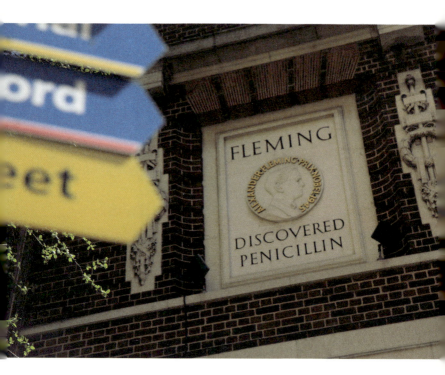

圣玛丽医院外的亚历山大·弗莱明爵士纪念牌匾

更令人沮丧的是，当弗莱明尝试用青霉素治疗助手克拉多克的鼻窦炎，甚至把青霉素样本送给同事进行临床测试时，疗效均不理想。这可能是由多种因素造成的，如微生物产生抗药性、药物的渗透性欠佳，以及医生们对这种新药缺乏了解或心存疑虑等。由于青霉素在最初的临床应用中没能达到预期效果，当时并未受到足够的重视。

污染培养皿的青霉菌究竟从何而来，人们至今仍然无法确定。它也许是从实验室窗外飘进来的，也许是从大楼的其他房间传播过来的。尽管有文献声称，弗莱明在 20 世纪 30 年代初就停止了对青霉素的研究，但事实上直到 1939 年，他仍在连续培养诺氏青霉菌菌株，并将其作为研究流感嗜血杆菌的重要工具。此外，他还在 1941 年发表了一篇有关青霉素有效性评估方法的文章。幸运的是，正是青霉菌强大的抗菌作用引起了弗莱明的持续关注，如果不是他决定将菌株保留下来，人类可能至少要再等 10 年才能迎来青霉素的诞生。

# 牛津团队与青霉素的量产

青霉素在二战期间伤员的治疗中发挥了至关重要的作用。尤其在诺曼底登陆后的战斗中，青霉素的大规模生产挽救了无数士兵的生命。然而，按照药物开发的标准，诺氏青霉最初并不被看好，因为它性质不稳定，处理起来非常困难。为此，来自牛津大学的霍华德·弗洛里（Howard Florey）专门组建了一个研究小组，这可能是第一个真正意义上的跨学科研究团队。他们的首要任务是生产出足够多的纯青霉素，以便研究其生物特性，并开展动物实验和临床试验。

虽然弗莱明 1929 年就已证明青霉素具有显著的抗菌作用，但他在分离和制备足够量的青霉素方面迟迟未有进展。幸运的是，八年后，牛津大学的一群科学家接过了青霉素研究的接力棒。经过不懈努力，他们最终实现了青霉素的广泛应用，将其转变为一种能挽救无数生

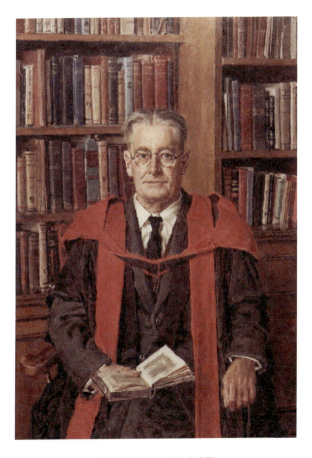

弗洛里爵士 1965 年的肖像画

命的抗生素。可以说，如果没有弗洛里领导的牛津团队，青霉素的发现可能仅仅被视为一个偶然现象，而不会成为"医学史上最重大的突破之一"。

## 性格迥异的牛津"三剑客"

1898 年 9 月，弗洛里出生于澳大利亚的阿德莱德，他的父亲是鞋匠，母亲是家庭主妇。作为家中的独子，弗洛里从小立志学医，他的姐姐甚至开玩笑说他想成为"第二个巴斯德"。1916 年，他进入阿德莱德大学医学院学习。凭借出色的学习成绩，他获得了著名的罗德奖学金，并得以前往英国牛津大学深造。从牛津毕业后，弗洛里去了剑桥大学，随后留校任教。1932 年，他应邀担任谢菲尔德大学病理学教授，不过任期并不长。仅仅三年后，他便重返牛津大学，担任威廉·邓恩爵士病理学院（以下简称邓恩病理学院）院长。

1939 年，弗洛里组建了一个专门研究抗菌物质的小组，并将弗莱明 11 年前发现的诺氏青霉菌作为研究重点。为深入分析青霉素的化学特性，他从剑桥大学招募了德国流亡化学家恩斯特·钱恩（Ernst Chain）。另一位

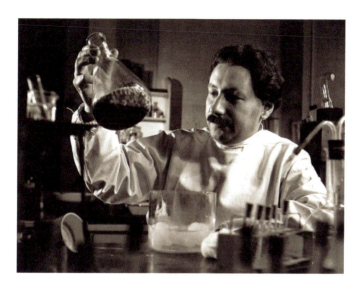

钱恩负责对青霉素进行化学特性分析

核心成员诺曼·希特利（Norman Heatley）则负责培养尽
可能多的青霉菌，以便钱恩能从中提取活性成分。由于
邓恩病理学院当时已有弗莱明最初获得的霉菌样本，牛
津团队因此能尝试重复弗莱明和雷斯特里克之前发表的

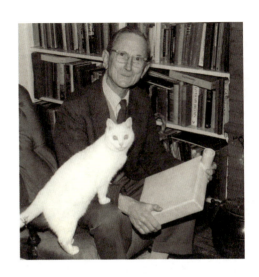

希特利手持最初
用于青霉菌培养的陶
瓷容器，那是一个经
过改装的便盆

实验。此外，他们的研究还得到了美国洛克菲勒基金会
为期五年、每年5000美元的资助。

一位弗洛里的传记作者这样描述他："弗洛里是个典
型的澳大利亚人，粗犷坚韧，热爱挑战，精力充沛。他在
工作中表现出的敬业精神极具感染力，能激励团队成员，
使他们同样充满热情与奉献精神。"希特利与钱恩则性格

迥异：前者腼腆且沉默寡言，后者健谈且善于表达。

这三位科学家都是各自领域的天才，他们偶然走到一起，最终完成了弗莱明一直未能实现的壮举——成功分离出青霉素。而青霉素在小鼠体内展现出的神奇功效，将在下文得到进一步验证。

### 延伸阅读：奇迹背后的无名英雄

1990 年，希特利被牛津大学授予荣誉医学博士学位，成为该校 800 多年历史上唯一获此殊荣的人。这一荣誉是对他在青霉素研究中作出的独特贡献的高度认可。

希特利的首要贡献是发明了"圆筒平板法"，用于测定青霉素的效力。具体操作方法为：将短玻璃管垂直放置在含有葡萄球菌的培养基中，然后注入待测的青霉素溶液；随着抗菌物质在培养基中扩散，玻璃管周围会形成一个抑制细菌生长的区域，通过测量这个区域的直径，即可测定青霉素溶液的效力。

他的第二大贡献是改进了从"霉菌汁"中分离青霉素的方法。他设计了一种连续流动装置，具体步骤如下：

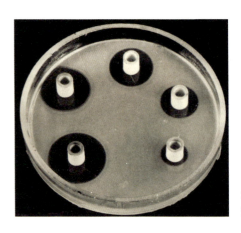

希特利发明的"圆筒
平板法"是现在测定抗生
素活性实验的雏形

（1）准备"霉菌汁"。获取含有青霉素的发酵液（即
俗称的"霉菌汁"），并将其略微调酸，使其保持在弱酸性
状态。

（2）第一次萃取（弱酸性水溶剂↔有机溶剂）。让
弱酸性的青霉素水溶液从管道一端流入，同时让有机溶
剂（如乙醚或醋酸戊酯）从另一端反向流入。当两者在
管道中逆向接触时，青霉素会优先溶解到有机溶剂中
（此时呈未电离形式，更容易转移至有机溶剂），从而与

其他水溶性杂质分离。

（3）第二次萃取（有机溶剂◀▶碱性水溶剂）。将第一次萃取得到的含青霉素的"溶剂提取物"引入下一套管道，使其与略微碱性的水溶液逆向流动接触。由于青霉素分子含有羧酸基团，在碱性条件下会形成水溶性的青霉素盐，因此可以从有机溶剂转移至水溶剂。

（4）收集和浓缩。经过上述步骤，青霉素已在碱性水相中得到纯化和富集，再通过冷冻干燥等方法去除水分，就能获得较纯的青霉素干粉。

这个方法的关键在于利用青霉素在不同酸碱环境下的"亲水—亲油"性质变化，通过反复在水溶剂和有机溶剂之间"转移"，逐步剔除杂质，从而获得较纯的青霉素。这种连续流动的设计能实现大批量、自动化生产，效率远高于传统的一次性分液漏斗提取方法，为后续评估青霉素的疗效和毒性提供了充足的高纯度原料。

## 校园里的青霉素工厂

牛津团队利用希特利发明的新技术，成功地从"霉菌汁"中提取出约100毫克的棕色粉末，经后续分析确认，其中约 2% 为青霉素。在对多种动物进行初步的毒性测试后，团队于 1940 年 5 月 25 日进行了首次抗菌实验。实验中，八只小鼠被注射了致命剂量的链球菌，其中四只接受了不同剂量的青霉素注射：两只小鼠接受了 10 毫克的单次注射，另外两只在 10 小时内接受了五次 5 毫克的注射。结果显示，未接受青霉素注射的小鼠在 24 小时内全部死亡，而接受注射的小鼠中有三只存活了下来。随后，团队用不同剂量的青霉素和其他细菌进行了多次实验，并获得了类似的结果。

1940 年 8 月 24 日，牛津团队在《柳叶刀》杂志上发表了题为《青霉素作为一种化疗剂》( Penicillin as a Chemotherapeutic Agent ) 的文章。他们在文中指出："青霉素在体内对之前在体外被抑制的三种微生物（化脓性链球菌、金黄色葡萄球菌和败毒梭菌）具有显著效果。我们有理由相信，所有在体外高稀释度下被抑制的微生物在体内也能得到抑制。"

动物实验中使用的几十毫克青霉素仅仅是临床试验所需的一小部分。为培养出更多的青霉菌，牛津团队尝试了各种浅容器，包括烤盘、饼干罐，甚至是医院病人用

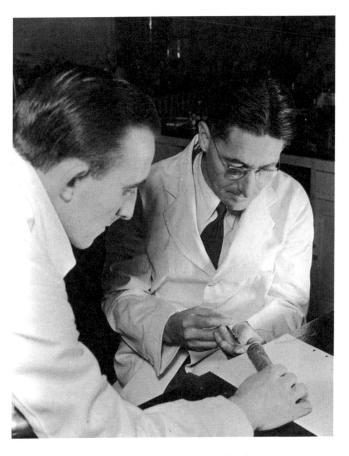

弗洛里正将青霉素注射到一只小鼠的尾部

的便盆。令人意想不到的是，便盆竟成了理想的青霉菌
培养容器。紧接着，团队说服斯塔福德郡的詹姆斯·麦金
太尔有限公司生产了数百个陶瓷培养容器，后来这一数
量又增加到数千个。据悉，每个容器能容纳约一升培养
液，六名被称为"青霉素女孩"的工作人员负责进行大规
模培养，每周从数百升"霉菌汁"中提取几毫克珍贵的青
霉素。

　　1940 年圣诞节，青霉素的大规模生产正式启动，最
终实现了每周约 500 升培养液的产量，足以提供约 10
万到 20 万活性单位的青霉素。到 1941 年 1 月底，牛津
团队已经积累了足够多的青霉素，可以开展小规模临床
试验了。令人钦佩的是，这些工作是在极其艰难的条件
下完成的：当时正值敦刻尔克大撤退（1940 年 5 月）和
不列颠之战（1940 年 9 月），整个英国时刻面临德国入
侵的威胁。

**青霉素的首次临床试验**

　　第一位接受青霉素治疗的是一名癌症晚期患者。她
在注射了 100 毫克青霉素后，出现了高烧和寒战的症

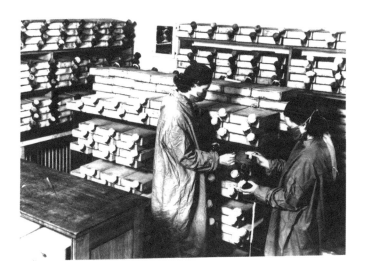

培养青霉菌的"青霉素女孩"

状。牛津团队推测，这些副作用可能是青霉素中的杂质
引起的。为解决这一问题，团队成员爱德华·亚伯拉罕
（Edward Abraham）提出用氧化铝层析法来纯化青霉素。
最终，他们成功获取了足够纯净的青霉素，使其能安全
地用于合适的患者。

　　第二位患者是牛津郡的一名警察阿尔伯特·亚历山大（Albert Alexander）。他因一个小伤口引发了严重的链球菌和葡萄球菌感染，虽然接受了大量磺胺类药物的治疗，但病情并未好转。1941 年 2 月 12 日，亚历山大接受了 200 毫克青霉素的静脉注射，并在之后每三小时注射 100 毫克。24 小时内，他的病情显著好转，五天后几乎完全康复。然而令人遗憾的是，尽管牛津团队从他的尿液中回收了一部分青霉素并重新注射，药物还是在彻底治愈前耗尽了。3 月 15 日，他的感染复发，最终因败血症不幸去世。

　　2 月至 6 月期间，又有五名病危患者接受了青霉素治疗，除了一名 4 岁男孩外，其余患者均被治愈。这名男孩因麻疹继发细菌感染而生命垂危，经青霉素治疗，病情明显好转。不过，在病毒感染期间，他的神经系统受到了损伤，最终正是这个原因导致他去世。

　　尽管有两名患者死亡，但青霉素的治愈率仍然是前所未有的。1941 年 8 月，牛津团队在《柳叶刀》杂志上发表了第二篇文章，题为《对青霉素的进一步观察》（Further Observations on Penicillin）。在这篇文章中，弗洛里等人详细介绍了青霉素的生产过程，以及所有动物实验和临床试验的结果。他们还观察到某些细菌对青霉素产生了抗药性，并指出这一问题将成为所有抗生素面临的共同挑战。最后，他们以谦逊的口吻讨论了这种新药在临床上的应用潜力："我们认为，目前已有足够的证据表明，青霉素是一种新型且有效的化疗药物，具有一些已知抗菌物质所不具备的独特特性。"

此时，距离弗莱明首次发现青霉素已经过去了整整13年。弗洛里领导的牛津团队在不经意间宣告了抗生素时代的来临。

为增加青霉素的供应，弗洛里与多家制药公司进行了接触。但由于战时资金紧张，加之担心一旦青霉素的分子结构被确定并实现化学合成，前期在培养技术上的投入将付诸东流，大部分公司都不愿投资。最终，只有英国帝国化学工业公司在其染料部门的一个工厂生产了少量青霉素。

## 一场跨越大西洋的合作

弗洛里意识到，在英国大规模生产青霉素几乎是不可能的。1941 年 7 月，他和希特利带着青霉菌样本前往尚未参战的美国寻求支持。在美国农业部首席微生物学家查尔斯·汤姆（Charles Thom）的帮助下，他们与位于伊利诺伊州皮奥里亚的北方地区研究实验室（NRRL）取得了联系。该实验室在发酵技术方面拥有丰富的专业知识。果然，其研究人员发现，将玉米浸出液作为培养基，可以显著提高青霉素的产量。

于是，弗洛里和希特利与美国同事共同启动了"青霉素项目"。该项目主要有三个目标：一是改进青霉素的纯化技术，二是寻找更高效的青霉菌菌株，三是确定能够大规模生产青霉素的制药公司。弗洛里一行还访问了美国多家制药公司，包括默克、辉瑞、施贵宝和立达实验室，这些公司都计划参与青霉素项目。

1941 年 12 月珍珠港事件发生后，青霉素研发成为美国的国家优先事项，大量资金和人力被投入到这个有望挽救美国军人生命的项目中。在这一过程中，除了上文提到的玉米浸出液，深罐发酵技术的开发也是一项关键创新。这项技术与酿造啤酒的过程类似，需要在保持无菌环境的同时，对培养基进行有效的混合和通气操作。以美国最大

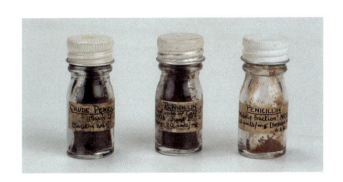

青霉素样品

的青霉素生产商辉瑞为例，到战争结束时，辉瑞公司每月能生产近 1000 亿单位的青霉素，总产量足以治疗约 25 万名患者。

## 延伸阅读：玛丽的霉菌

为找到更高效的青霉菌菌株，以满足战时的实际生产需求，NRRL 菌种收集部门负责人向陆军运输部队寻求帮助。陆军飞行员从世界各地收集了数千份土壤样本，将它们送到科学家手上进行霉菌检测。与此同时，伊利诺伊州皮奥里亚的居民也积极响应号召，纷纷将发霉的家用物品带到 NRRL。

1943 年，实验室工作人员玛丽·亨特（Mary Hunt）带来了一个普通的超市哈密瓜，这个哈密瓜感染了一种"漂亮的金黄色"霉菌。这种霉菌后来被命名为产黄青霉（*Penicillium chrysogenum*），编号为 NRRL 1951。它在培养容器中生长得非常好，使青霉素的产量大大增加。

2021 年 8 月 17 日，伊利诺伊州州长签署了一项法案，指定 NRRL 1951 菌株为州官方微生物，以表彰它在医学史上的重要贡献。

二战期间，英国的青霉素主要依赖牛津团队的供应，生产远远落后于美国。1942 年，牛津团队成功治疗了 187 名患者，进一步证实了青霉素的疗效。然而，真正促使英国政府开始关注青霉素是弗莱明的介入。同年 8 月，弗莱明的一位朋友患上了严重的脑膜炎，他随即向弗洛里求助。弗洛里慷慨地提供了全部青霉素库存，并详细说明了使用方法。经过几天的治疗，患者脱离了生

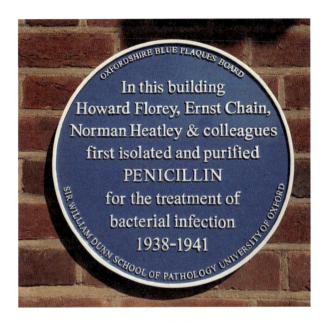

邓恩病理学院门口的牌匾

命危险，最终完全康复。这次事件深深触动了弗莱明，他随即推动成立了青霉素委员会。此后，英国制药业开始全力投入青霉素的生产。

随着青霉素疗效的广为传播，媒体开始大力报道这种"神药"及其发明者。因为对各自贡献的认识不同,伦敦方面和牛津团队之间产生了分歧。1942年8月31日,圣玛丽医院的细菌学教授阿尔姆罗思·赖特爵士,即弗莱明的导师,给《泰晤士报》写信,建议"授予弗莱明月桂花环",因为"他是青霉素的发现者,并最早提出这种物质可能在医学上有重要应用"。此举引发了牛津大学罗伯特·罗宾森爵士(Sir Robert Robinson)的回应。9月1日,他在《泰晤士报》上撰文表示,"至少应该向弗洛里教授献上一束鲜花"。这场争论持续了一段时间,直到1945年才尘埃落定——弗莱明、弗洛里和钱恩共同获得了诺贝尔生理学或医学奖。

1998年,接替弗洛里担任邓恩病理学院院长的亨利·哈里斯(Henry Harris)在总结二战期间青霉素的开发和应用时曾这样评价:"没有弗莱明,就不会有弗洛里或钱恩;没有弗洛里,就不会有希特利;而没有希特利,就不会有青霉素。"这段话清晰地揭示了青霉素研发过程中每一位科学家的关键作用,展现了他们之间环环相扣的贡献。

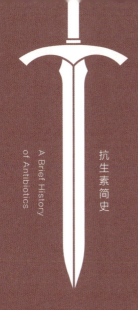

抗生素简史

A Brief History
of Antibiotics

更多选择，更多希望

# 污水中生长的霉菌

二战结束时，意大利许多城市因卫生条件恶劣暴发了伤寒疫情。然而，在撒丁岛首府卡利亚里，有一个地区的伤寒发病率却非常低。尽管当地不少年轻人经常在海边一个污水排放口附近游泳，但很少有人患病。这一现象引起了卡利亚里卫生研究所所长朱塞佩·布罗楚（Giuseppe Brotzu）的注意。当时，他已深入研读了伦敦和牛津大学的相关研究成果，对青霉素的特性有了一定了解。布罗楚推测，或许是抗生素在污水的"自我净化"过程中发挥了关键作用。

布罗楚认为，污水的自净过程可能与细菌之间的拮抗作用有关。基于这一假设，他对海水中的微生物菌群展开了研究，并于1945年7月成功分离出一种霉菌。在后续的实验中，布罗楚通过传代培养的方法获得了一种对革兰阳性菌和革兰阴性菌均具有抗菌活性的菌株。初

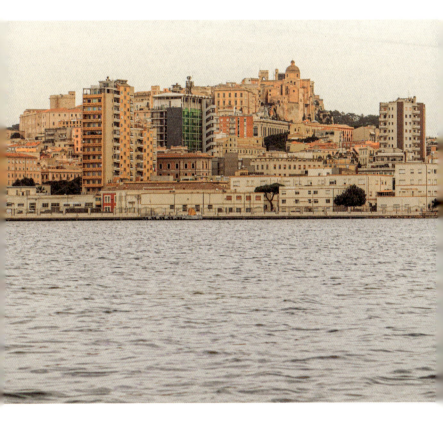

卡利亚里是撒丁岛的一个港口城市

步的临床评估结果显示，从这些菌株产物中获得的提取物在治疗疖子等体表感染方面效果显著。此外，在一些伤寒和副伤寒感染患者的治疗中也观察到了积极的效果。这便是头孢菌素（Cephalosporin）故事的序章。

## 一份自费出版的研究报告

遗憾的是，布罗楚缺乏进一步研究所需的设备和专业知识。他曾尝试说服一家意大利制药公司对这项研究进行投资，可惜未能成功。于是，他转而向撒丁岛上的英国公共卫生官员布莱思·布鲁克（Blyth Brooke）寻求帮助，布鲁克随后联系了伦敦的医学研究委员会。不出所料，委员会建议布罗楚写信给牛津大学邓恩病理学院院长霍华德·弗洛里教授，因为青霉素的临床价值正是由牛津团队证实的。1948 年 9 月，布罗楚向牛津团队寄去了他的霉菌培养物，并附上一篇已发表研究报告的复印件。

在这篇题为《关于一种新型抗生素的研究》（Ricerche su di un Nuovo Antibiotico）的文章中，布罗楚用意大利语详细介绍了自己的研究成果。据牛津团队成

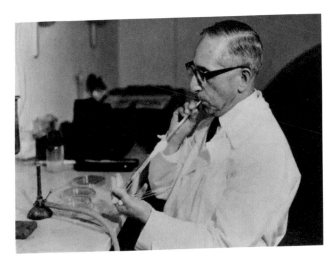

布罗楚常对学生强调："从事卫生工作，脑力劳动和体力劳动各占一半。"

员爱德华·亚伯拉罕回忆，这篇文章发表在一本名为《卡利亚里卫生研究所作品》的杂志上。后来，当亚伯拉罕见到布罗楚并询问这本杂志的出版频率时，布罗楚微笑着回答说，在他发表文章之前和之后，这本杂志都未曾正式出版过，未来也不太可能再出版了——除非他又有了新的发现。

## 头孢菌素 C 的发现

布罗楚寄去的霉菌培养物开启了科学家对头孢菌素的深入研究。牛津团队在这株后来被称为顶头孢霉菌的菌株培养滤液中发现了多种抗生素，包括头孢菌素 P、N 和 C。

1949 年 7 月，他们从培养滤液中率先分离出头孢菌素 P。这种化合物因仅对革兰阳性菌具有抗菌活性而得名，并不能解释布罗楚观察到的广谱抗菌和临床活性。随后，团队在去除头孢菌素 P 的培养滤液中发现了第二种化合物——头孢菌素 N。后续研究表明，头孢菌素 N 实际上是一种青霉素，因此被重新命名为青霉素 N。这种新型抗生素对革兰阳性菌和革兰阴性菌均表现出良好的抗菌活性，但其化学性质不稳定，且能被青霉素酶破坏。

在进一步提纯提取物的过程中，研究团队发现了一种全新的抗菌物质——头孢菌素 C。尽管头孢菌素 C 的抗菌活性相对较低，但与青霉素 N 相比，它有两大优势：一是对酸的稳定性显著增强，二是对青霉素酶具有抵抗力。

爱德华·亚伯拉罕和盖伊·牛顿（Guy Newton）借助质子核磁共振技术，成功解析了头孢菌素 C 的分子结构，证明它和青霉素一样含有 β-内酰胺环。两者的区别在于，头孢菌素 C 的 β-内酰胺环连接的是一个含硫的六元环，而青霉素连接的是一个含硫的五元环。这一结构差异赋予了头孢菌素 C 独特的抗菌谱和抗酶稳定性。1961 年，亚伯拉罕和牛顿在《生物化学杂志》上发表文章，详细阐述了头孢菌素 C 的光谱特征，并指出其与青霉素在结构上的显著差异。这一发现不仅为头孢菌素的研究奠定了重要基础，还为后续开发更复杂的抗生素提供了关键的理论支持。

## 抗菌"先锋"的工业化生产

头孢菌素 C 的独特结构和广谱抗菌特性，为其商业化奠定了坚实的基础。英国国家研究开发公司迅速为这一发现申请了专利，并在随后 15 年开发了一系列头孢菌素类抗生素，从中获得了丰厚的专利收入。

然而，顶头孢霉菌菌株的工业化生产在早期遭遇了诸多挑战。与青霉菌不同，顶头孢霉菌无法通过替换侧

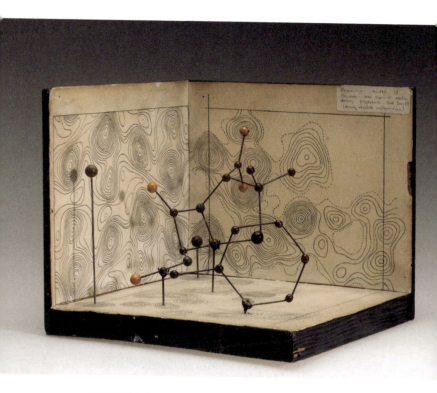

根据英国化学家多萝西·霍奇金（Dorothy Hodgkin）的 X 射线晶体学构建的青
霉素分子模型

链前体的方式实现半合成头孢菌素的生产。即便通过 X
射线或紫外线诱导突变对菌株进行遗传改造，甚至进一
步优化提纯技术，顶头孢霉菌的产量依然无法显著提升。
此外，随着半合成青霉素甲氧西林的问世，头孢菌素 C
的抗酶优势被大幅削弱，这使得新型头孢菌素的发展前
景一度黯淡。

### 延伸阅读：侧链前体的奥秘

在青霉素的工业化生产中，研究者注意到一个现
象：若在青霉菌的发酵液中添加特定的化合物（即侧链
前体），这些微生物就会将前体物质精准地"嫁接"到
即将生成的青霉素分子结构上，进而形成侧链结构各
异的"新青霉素"——这便是早期半合成青霉素的制备
原理。例如，通过向发酵液中"投喂"对氨基苯乙酸等
前体物质，青霉菌能直接合成带有氨基侧链的氨苄青
霉素（Ampicillin）。

与"来者不拒"的青霉菌形成鲜明对比，头孢菌素 C 的
生产菌——顶头孢霉菌对外源分子极为"挑剔"。它无法像

青霉菌那样直接将侧链前体整合进头孢菌素的母核结构。也就是说，即便在发酵罐里投放各种能改变侧链结构的化合物，顶头孢霉菌也坚决不将它们"装配"到头孢菌素的核心骨架上。这种特性导致传统的半合成方法失效，科学家不得不为头孢类抗生素的研发重新规划技术路线。

直到 1961 年，美国礼来公司采用化学方法成功去除头孢菌素 C 的侧链，生成了关键性中间体——7- 氨基头孢烷酸（简称 7-ACA），半合成头孢菌素的发展终于迎来了新契机。作为头孢菌素的核心结构，7-ACA 与青霉素的核心结构 6- 氨基青霉烷酸（简称 6-APA）相似，可用于生产多种半合成头孢菌素。此外，礼来实验室的化学家还开发出一种创新的转化方法，能将相对廉价的青霉素转化为当时最畅销的头孢氨苄（Cefalexin）。这一突破意义重大，不仅大幅降低了生产成本，还显著拓宽了头孢菌素的应用范围。

1964 年，礼来公司生产并上市了第一种半合成头孢菌素——头孢噻吩（Cefalotin），它也被称为先锋 1 号。在临床上，头孢噻吩被归为第一代头孢菌素。

## 延伸阅读：一场起初并不被看好的冒险

亚伯拉罕在一篇回忆录中写道："在头孢菌素的开发过程中，我们所面临的一些问题在当时看来极为艰巨，以至于我们一度怀疑能否找到解决方案。"他谦虚地将这次"冒险"的成功主要归功于"制药公司的智慧、坚持和敢于承担风险的勇气"。不过，据亚伯拉罕的另一篇文章记载，在1959年礼来公司签署协议之前，只有葛兰素公司对头孢菌素类抗生素的开发表现出浓厚兴趣。这一事实进一步凸显了头孢菌素研发过程中所面临的巨大挑战，以及最终取得突破是多么来之不易。

### "五代同堂"的头孢家族

头孢氨苄作为第一代口服头孢菌素，具有较高的口服生物利用度，代谢稳定，且能抵抗青霉素酶的降解。在20世纪，这种药物被广泛应用于多种感染的治疗，在门诊和家庭护理中发挥了重要作用。其主要优势在于对葡萄球菌、链球菌等革兰阳性菌表现出良好的抗菌活性，尤其适用于治疗呼吸道、皮肤及软组织感染。

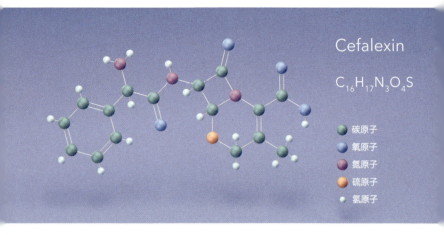

头孢氨苄的 3D 分子结构

## 延伸阅读：头孢和先锋

我们日常生活中常说的头孢，其全称为头孢菌素类抗生素。在我国，头孢菌素曾被称为先锋霉素。这里的"先锋"源于头孢菌素的英文 cephalosporin 中 cephal 的音译。

cephal 是一个希腊语词根，意为"头"。

头孢菌素家族成员众多，根据研发时间以及抗菌谱、抗菌活性的差异，可分为五代。需要注意的是，头孢的代次和"先锋"的序号并非直接对应的关系。例如，先锋霉素 1 号（头孢噻吩）不是唯--的第一代头孢菌素，先锋霉素 4 号（头孢氨苄）也不是第四代头孢菌素。事实上，所有以"先锋"命名的头孢菌素都属于第一代。除了先锋 1 号和先锋 4 号外，第一代头孢还包括先锋 2 号（头孢噻啶）、先锋 5 号（头孢唑林）、先锋 6 号（头孢拉定）等。

头孢克洛（Cefaclor）属于第二代头孢菌素，它与头孢氨苄的主要区别在于侧链化学结构发生了改变。头孢克洛对流感嗜血杆菌和大肠杆菌等革兰阴性菌具有更强的抗菌活性，因而在治疗呼吸道感染、尿路感染和中耳炎等疾病方面表现出显著优势。虽然头孢克洛的口服生物利用度稍逊于头孢氨苄，但它凭借抗革兰阴性菌的广谱性成为第二代头孢菌素中的代表性药物。

20 世纪 70 年代，抗生素耐药性问题日益严峻，尤其在医院获得性感染中，革兰阴性菌（如假单胞

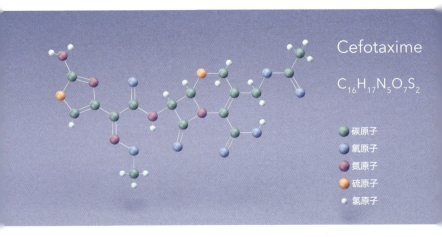

Cefotaxime

$C_{16}H_{17}N_5O_7S_2$

● 碳原子
● 氧原子
● 氮原子
● 硫原子
○ 氢原子

头孢噻肟的 3D 分子结构

菌）的耐药性对临床治疗构成了巨大挑战。为应对这一难题，第三代头孢菌素应运而生，其中头孢噻肟（Cefotaxime）和头孢他啶（Ceftazidime）成为具有里程碑意义的突破性药物。

头孢噻肟于 1976 年首次研发成功。作为一种广谱抗生素，它对革兰阳性菌和阴性菌均表现出较好的抗菌活性。与前两代头孢菌素相比，头孢噻肟在对抗肠杆菌科和流感嗜血杆菌等革兰阴性菌方面效力更强，在治疗严重的全身性感染、肺炎、败血症及复杂的尿路感染中效果显著。值得一提的是，头孢噻肟能较好地穿透血脑屏障，是治疗细菌性脑膜炎等中枢神经系统感染的首选药物之一。

头孢他啶于 1980 年左右问世，因对假单胞菌具有强效抗菌活性而闻名。假单胞菌是一种常见的医院获得性感染病原体，在免疫功能低下或长期住院的患者中具有高度致病性。头孢他啶的出现显著改善了重症监护病房（ICU）患者假单胞菌感染的治疗效果。该药物被广泛应用于医院获得性肺炎、复杂腹腔感染以及烧伤患者感染的治疗。

随着研究的深入，头孢噻肟和头孢他啶等第三代头孢菌素因广谱抗菌活性而日益受到重视。如今，头孢家族已发展至第五代，为危重患者，特别是免疫功能低下患者和复杂医院感染的治疗提供了强有力的武器。

# β - 内酰胺类抗生素的进化史

让我们回顾一下学校的教学楼：一面面墙壁将不同的教室分隔开来，为整栋建筑提供了支撑和结构。细胞壁的功能与此类似。它位于植物、细菌、真菌、藻类等细胞的最外层，既坚韧又富有弹性。作为细胞的重要"防御工事"，细胞壁主要负责保护细胞免受外界伤害，同时维持细胞的形态和结构。在细菌中，细胞壁的作用不可小觑。它不仅是细菌入侵宿主的桥梁，还赋予细菌特定的抗原性，从而引发宿主的免疫反应。此外，细胞壁还参与细菌的运动和分裂过程，促进其繁殖和扩散。可以说，细胞壁的完整性对细菌的生长和分裂至关重要。

细菌的细胞壁主要由肽聚糖和多种分子构成。其中，肽聚糖由两种不同的碳水化合物（N- 乙酰胞壁酸和 N- 乙酰葡糖胺）组成的二糖与连接的氨基酸链共同构成。这些碳水化合物与氨基酸链的结合对维持细胞壁的

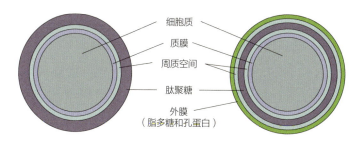

革兰阳性菌（左）和革兰阴性菌（右）的细胞壁

结构和功能至关重要。当细菌分裂时，需要合成新的细胞壁，这一过程依赖于多种酶的参与，包括转糖基酶和转肽酶。

β-内酰胺类抗生素，如青霉素和头孢菌素，正是通过抑制转肽酶的活性来阻止细菌细胞壁的合成，进而使细菌无法继续分裂和存活。这类抗生素能有效治疗细菌感染，尤其对革兰阳性菌感染效果显著。

## 细菌的反击：β-内酰胺酶的出现

自 20 世纪 40 年代青霉素问世以来，金黄色葡萄球菌引起的传染病一度得到了有效控制。然而，随着青霉素的广泛应用，细菌逐渐进化出新的防御机制。1940年12月，英国科学家爱德华·亚伯拉罕和恩斯特·钱恩在《自然》杂志上发表文章，首次描述了"一种能破坏青霉素的酶"，也叫 β-内酰胺酶。这种酶能破坏青霉素和头孢菌素的 β-内酰胺环，使抗生素失效。这一发现不仅为后续开发 β-内酰胺酶抑制剂奠定了基础，还极大地推动了人们对抗生素耐药性机制的理解。

通俗地说，β-内酰胺类抗生素就像一把精巧的钥匙，能打开细菌的"生命之锁"，通过干扰细菌细胞壁的合成使其死亡。但道高一尺魔高一丈，细菌很快进化出了 β-内酰胺酶，相当于在锁上加装了一道防护装置，能迅速识别并破坏这把钥匙，使抗生素失去作用。β-内酰胺酶的出现使一些细菌对传统抗生素产生了耐药性，导致这些药物在治疗某些感染时效果大打折扣。

## 1+1 > 2：克拉维酸与酶抑制剂的发展

为应对 β-内酰胺酶带来的耐药危机，制药行业于20世纪70年代末引入了克拉维酸（Clavulanic Acid）等

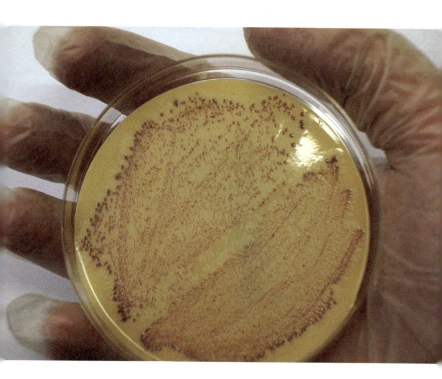

金黄色葡萄球菌培养皿

β－内酰胺酶抑制剂。这些抑制剂就像一把假钥匙，能干扰 β－内酰胺酶的防护机制，从而使真正的抗生素顺利发挥作用。

1975 年，英国比彻姆实验室从土壤微生物中分离出克拉维酸，并首次证实它能有效抑制多种细菌产生的 β－内酰胺酶。克拉维酸本身并无抗菌活性，但它可以与 β－内酰胺酶结合，使其失活，从而保护与其联用的 β－内酰胺类抗生素免受破坏，确保抗生素能继续发挥抑菌作用。

很快，克拉维酸与阿莫西林（Amoxicillin）的组合被推向市场，商品名为奥格门汀（Augmentin）。这是首个应用于临床的抗生素－酶抑制剂组合，在全球范围内得到了广泛应用。奥格门汀的成功在于它不仅显著增强了阿莫西林对耐药菌株的抗菌活性，更开创性地展示了通过抑制细菌耐药机制来提高抗生素疗效的新策略，堪称药物设计中"1+1 ＞ 2"的经典范例。

随着克拉维酸的成功，其他 β－内酰胺酶抑制剂，如他唑巴坦（Tazobactam）和舒巴坦（Sulbactam）也相继问世。这些酶抑制剂与不同的青霉素类抗生素联合使用，能有效对抗产生 β - 内酰胺酶的耐药菌株。他唑巴坦和舒巴坦在结构上与克拉维酸相似，但对某些 β - 内酰胺酶的抑制能力更强，因此在临床上得到了广泛应用。通过将这些酶抑制剂与 β - 内酰胺类抗生素联合使用，许多耐药菌感染重新变得可控，为患者提供了更多的治疗选择。

**碳青霉烯"新王降临"**

近年来，碳青霉烯类、头霉素类等新型 β - 内酰胺类抗生素不断涌现，它们对多种耐药菌株表现出良好的抗菌活性。其中，碳青霉烯类抗生素，如亚胺培南（Imipenem）和美罗培南（Meropenem），因广谱抗菌活性而备受关注，在治疗耐药革兰阴性菌感染方面发挥着重要作用。这些抗生素通常被视为"最后的防线"，因为它们对多种耐药菌依然有效。

碳青霉烯类抗生素的研发可以追溯到 20 世纪 80 年代。当时，美国默克公司的科学家在寻找广谱抗生素时，发现了一种来自链霉菌的天然化合物——硫霉素。由于硫霉素稳定性较差，难以直接用于临床，科学家经过不断的化学结构修饰，最终成功合成了亚胺培南。这种化合物具有极高的抗菌活性和广谱性，在对抗革兰阴性菌时表现尤为出色。

　　然而，在研发过程中，研究人员发现亚胺培南在体内容易被肾脏中的脱氢肽酶 −1（Dehydropeptidase-1，简称 DHP-1）降解，导致药物失去活性并可能引发肾毒性。为了解决这一问题，科学家开发出一种复方制剂，将亚胺培南与 DHP-1 抑制剂西司他丁（Cilastatin）联合使用，从而防止亚胺培南在体内被降解，确保其疗效和安全性。1985 年，这一突破性组合首次投入临床使用，成为抗生素研发史上的一个重要里程碑，极大地提升了临床应对耐药感染的能力。

　　美罗培南的出现标志着碳青霉烯类抗生素的进一步升级。它通过引入新的结构，在保持高效抗菌活性的同时，显著降低了肾毒性。与亚胺培南不同，美罗培南对 DHP-1 具有天然的抗性，因此无须与西司他丁联合使用，这一特性使其在临床应用中更加便捷。此外，美罗培南对革兰阴性菌和部分革兰阳性菌均表现出卓越的抗菌效果，进一步巩固了其在治疗复杂感染中的重要地位。

## 非主流的头霉素类抗生素

头霉素类抗生素凭借出色的稳定性和对 β-内酰胺酶的抗性，在治疗耐药菌感染方面优势显著。头霉素 C 就是这类抗生素的典型代表，它由棒状链霉菌产生，不仅具有广谱抗菌活性，还能有效抵抗 β-内酰胺酶的破坏。20 世纪 90 年代，科学家在深入研究头霉素 C 等天然产物的基础上，通过半合成及结构改造，进一步开发出拉氧头孢（Latamoxef）和头孢美唑（Cefmetazole）等类似药物。这些抗生素保留了头霉素 C 的关键元素，对 β-内酰胺酶的抗性更强，抗菌谱也更广，在治疗复杂感染，尤其是医院获得性感染，以及对抗耐药革兰阴性菌方面表现出色。新型头霉素类抗生素的研发和应用，大大丰富了临床医生治疗复杂和多重耐药菌感染的手段，为应对耐药性挑战提供了新的武器。

不过，头霉素类抗生素的应用也存在一定的局限性。一方面，其潜在毒性和副作用，尤其是对肝肾功能的影响，使得这类抗生素在临床上的使用受到一定限制。另一方面，头霉素类抗生素的研发和生产成本较高，这在一定程度上影响了其在临床上的普及。因此，尽管头霉

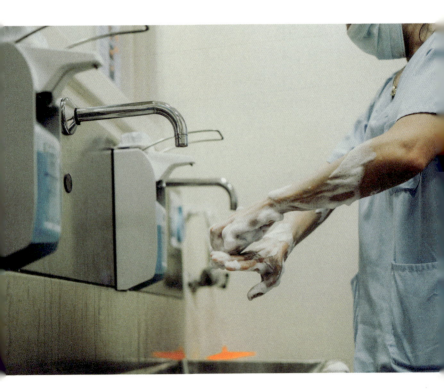

勤洗手是医院感染控制中一项重要的干预措施

素类抗生素在某些特定感染的治疗中具有优势，但其广泛应用仍然面临诸多挑战。

## 延伸阅读：青霉素 G 的重新定位

作为青霉素家族中辈分最高的成员，青霉素 G，即天然青霉素，曾是抗生素领域的王者。尽管它对酸不稳定且易被 β - 内酰胺酶破坏，但这位昔日的英雄并未退出历史舞台，而是继续在一些罕见和严重的感染中发光发热。例如，在治疗白喉、破伤风和莱姆病时，青霉素 G 凭借其独特的作用机制和较低的毒性，依然是首选药物之一。在资源有限的环境中，这位老将也是许多严重细菌感染的有效治疗手段。虽然青霉素 G 并不适用于所有细菌感染，但对于某些特定病原体，它依然是无可替代的选择。因此，从某种程度上来说，青霉素 G 完全担得起"魔弹"这一称号。

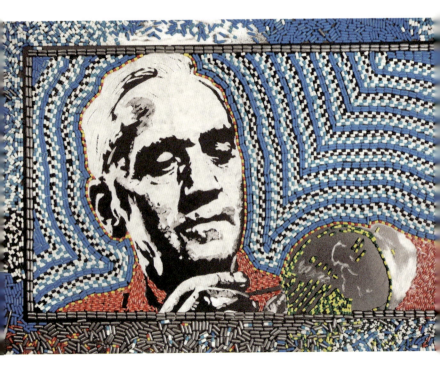

英国艺术家内森·怀伯恩（Nathan Wyburn）用 25800 个空胶囊和药粉创作了
一幅亚历山大·弗莱明的肖像画，这个数字代表英国社区在不到 5 小时内平均配发的
抗生素数量

# "白色瘟疫"的治疗革命

许多世界名人都曾饱受结核病的折磨，甚至因此而失去生命。浪漫主义诗人约翰·济慈 26 岁便咯血而亡；"钢琴诗人"肖邦患肺结核后缠绵病榻十余年；捷克作家卡夫卡在 41 岁生日前的一个月病逝于疗养院；闪耀英国文学史的勃朗特三姐妹——艾米莉、安妮、夏洛蒂也都英年早逝；就连医生出身的"短篇小说之王"契诃夫也败给了这种被称为"白色瘟疫"的疾病。这些文艺巨匠都未能逃脱结核病的魔掌，可见结核病在历史上的流行程度和危害之严重。

因患者通常面色苍白，结核病又被称为白死病。仅在过去 200 年间，这种疾病就夺走了约 10 亿人的生命。17—19 世纪，结核病在卫生条件恶劣且人口密集的地区尤为常见，其主要传播途径包括空气中的飞沫和被感染者咳出的痰液。许多结核杆菌携带者并不知道自己已被

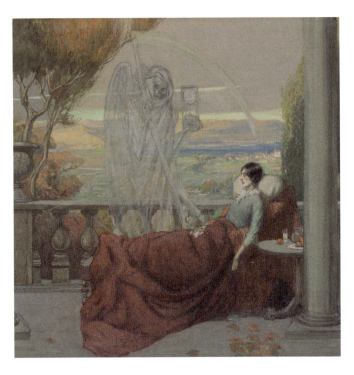

象征着结核病的死神手持镰刀和沙漏站在一位体弱的年轻女子身旁

感染，也未出现明显的结核病症状。直到 1890 年，罗伯特·科赫发明了结核菌素试验，人们才具备检测和判断这种疾病的能力。

## 从疗养院到卡介苗

当时，治疗结核病的方法多种多样，如吸入温热草药和树脂的蒸气、服用鸦片或鱼肝油，以及前往高山疗养院等。1854 年，德国医生赫尔曼·布雷默（Hermann Brehmer）在高山地区创建了世界上第一家结核病疗养院，并提出"高山空气疗法"理论，这标志着疗养院运动的开端。其中，位于阿尔卑斯山区的达沃斯疗养院成为欧洲疗养院运动的典型代表，其成功经验吸引了众多文化名人。德国作家托马斯·曼（Thomas Mann）就在小说《魔山》中生动描绘了结核病疗养院的生活。

### 延伸阅读：特鲁多医生和他的"小红屋"

1885 年，纽约州萨拉纳克湖畔的密林中出现了一座红色小屋，这便是美国第一家结核病疗养院，由爱德

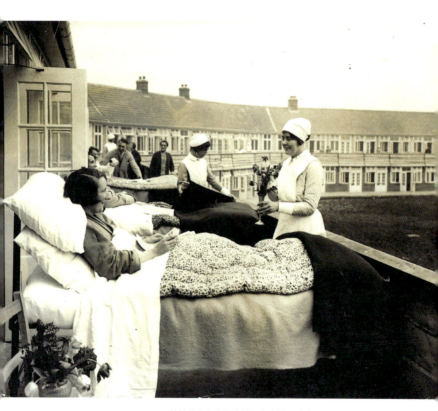

结核病患者在朝南的阳台上接受治疗

华·特鲁多（Edward Trudeau）创立。

19 岁时，特鲁多目睹哥哥因结核病去世，决心成为一名医生。然而命运弄人，1873 年，刚从医学院毕业两年的特鲁多也被确诊为肺结核。按照当时的传统观念，医生建议他换个环境疗养。怀着最后一丝希望，特鲁多回到了他钟爱的度假胜地——阿迪朗达克山脉深处的一家酒店。令人惊喜的是，在山区寒冷而清新的空气中，他的健康状况显著改善。

1882 年，特鲁多读到赫尔曼·布雷默医生在德国山区通过"高山空气疗法"成功治疗肺结核的报道。结合自身经历，他萌生了一个想法：在空气清新的山区休息并进行适度运动，或许能治愈结核病。

1885 年 2 月，特鲁多的疗养院迎来了第一批病人——她们是两姐妹，曾是纽约市的工厂工人。

特鲁多为病人制定了严格的康复计划：一日三餐，每四小时一杯牛奶，并尽可能多地在户外活动。起初，病人长时间坐在疗养院的阳台上（露天门廊是特鲁多式疗养院的标准配置）。渐渐地，病人步行的时间超过了静坐的时间，最终每天能在户外锻炼 8—10 小时。

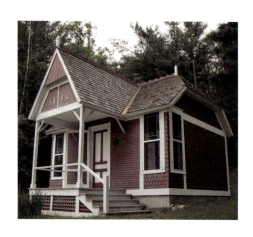

这栋被称为"小红屋"的建筑建于 1884 年，并在次年 2 月迎来首批患者

此外，特鲁多还以极低的租金向穷人开放疗养院，并免费提供医疗服务。到 1900 年，最初的红色小屋已发展成一个小村落，拥有 22 栋建筑，包括图书馆、小教堂和医务室等。

特鲁多的贡献不仅限于医疗实践，他还积极推动公共卫生事业的发展。他坚信，结核病的治疗离不开休息、营养和新鲜的空气。他的理念和方法在当时产生了深远影响，并为现代结核病的治疗奠定了基础。

不过，在确定致病微生物之前，这些方法都治标不治本。直到 1924 年，法国科学家阿尔伯特·卡尔梅特（Albert Calmette）和卡米尔·介兰（Camille Guérin）研发出一种疫苗——卡介苗（BCG，其中 B 是杆菌的意思，C 和 G 分别是两位科学家的姓氏首字母）。在随后的几十年里，BCG 被广泛用于发达国家儿童的结核病预防，取得了显著成效。然而，BCG 在成人中的有效性欠佳，且对已感染结核病的患者无法产生保护作用，这成为其推广应用的一大阻碍。

## 瓦克斯曼的终"结"者之路

在抗菌领域，塞尔曼·瓦克斯曼的发现为结核病治疗带来了突破性进展。

1888 年 7 月，瓦克斯曼出生于乌克兰的一个乡村小镇。1910 年，他移居美国，不久后进入新泽西州的罗格斯学院（现罗格斯大学）学习。在校期间，他承担了一项研究任务——对来自不同土壤层培养样本中的细菌进行检测和分析。正是在这个过程中，他对一种名为放线菌的土壤微生物产生了浓厚的兴趣。1916 年硕士毕业后，瓦克斯曼前往加州大学伯克利分校攻读生物化学博士学位。1918 年，他回到罗格斯学院，担任该校的土壤微生物学讲师，同时兼任新泽西州农业实验站的微生物学家。

与产生青霉素的青霉菌不同，放线菌是一种独特的丝状细菌，广泛存在于土壤中。这类微生物具有独特的代谢途径，能产生抗生素。早在 20 世纪二三十年代，瓦克斯曼团队便通过实验发现，约 50% 的放线菌具有抑制细菌和真菌生长的能力，不过当时他的研究重点仍是土壤微生物，而非致病菌。

1939 年发生的两件事彻底改变了瓦克斯曼的研究方向：一是第二次世界大战爆发，寻找抗击传染病的新型抗菌药物迫在眉睫；二是瓦克斯曼的昔日门生勒内·迪博（René Dubos）取得突破——从土壤标本中分离出短杆菌素。这是一种有效的抗菌物质，但因对人体毒性过强而无法直接应用。受此启发，瓦克斯曼立即带领团队启动了一项系统性研究：从土壤中筛选出具有抗病原体活性的微生物。其中，放线菌因能产生多种具有抗菌活性的化合物而成为筛选的重点。

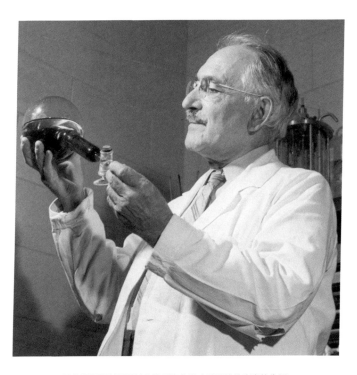

瓦克斯曼开创了通过筛选微生物以主动寻找抗生素的先河

## 延伸阅读：寻找抗生素

与弗莱明偶然发现青霉素不同，瓦克斯曼开创了一种系统化的抗生素筛选方法。他带领团队先从土壤样本中分离出多种微生物，然后在琼脂平板上培养出单个菌落。接着，通过观察菌落周围是否形成抑菌圈，初步筛选出具有抗菌潜力的培养物，再进一步测试这些培养物对特定致病菌的抑制效果。这是一项艰苦的工作，需要分离数千种不同微生物的培养物，并检测它们的抗菌活性。

通过这种筛选方法，瓦克斯曼团队先后发现了约 20 种新型抗生素。其中，1940 年发现的放线菌素、1944 年发现的链霉素和 1949 年发现的新霉素都具有重要的临床应用价值。尤其是链霉素的发现，在医学界引发了一场革命，因为它有效终结了结核病的威胁。事实上，"抗生素"这一广为人知的术语正是由瓦克斯曼首次定义，并沿用至今。

1940 年，在研究生博伊德·伍德拉夫（Boyd

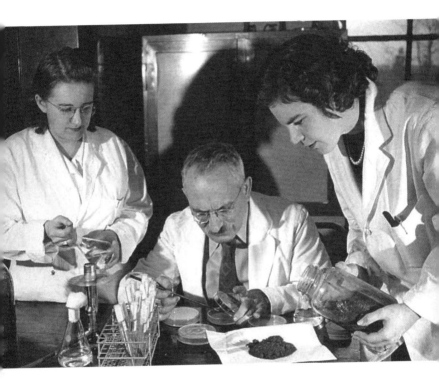

瓦克斯曼和同事正在测试放线菌产生的抗生素

Woodruff)的协助下,瓦克斯曼成功分离出第一种符合
其定义的抗生素——放线菌素。然而,和迪博发现的短
杆菌素一样,放线菌素因毒性过强无法应用于临床治疗。
尽管如此,瓦克斯曼和伍德拉夫并未放弃,而是继续坚
持研究。两年后,他们从放线菌中分离出链丝菌素。初
步测试表明,链丝菌素对动物无明显毒性,但进一步的
药理学研究显示,它具有迟发性毒作用,即毒性在用药
一段时间后才逐渐显现。虽然链丝菌素同样存在毒性问
题,但这一发现为后续的抗生素研究奠定了重要基础。

　　链丝菌素的阶段性成功验证了瓦克斯曼团队研究方
向的正确性。他们的目标也更加明确:寻找一种既能有
效抑制病原体,又不会对宿主造成伤害的新型抗生素。
1943年底,瓦克斯曼团队终于迎来了重大突破。当时,
新泽西州农业实验站的禽类病理学家弗雷德里克·博德
特(Frederick Beaudette)从一只患病的鸡的咽拭子中分
离出一种特殊的微生物,并将其送至瓦克斯曼的实验室。
经过鉴定,瓦克斯曼发现这种微生物正是他早在1916年
就分离出的灰色链霉菌。从这种菌株中提取的抗生素后
来被命名为链霉素(Streptomycin)。

　　链霉素是第一种主要的抗结核药物，其化学结构于
1947年被成功解析，直到1974年才实现人工合成。自
1944年进入临床试验以来，链霉素迅速赢得了"神药"
的美誉。在链霉素问世前，结核性脑膜炎患者的存活率
几乎为零，使用链霉素后，这一比例提高到了75%。不

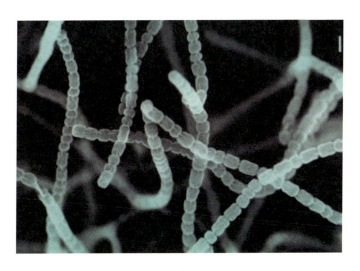

显微镜下的灰色链霉菌

过，链霉素的大量使用也带来了一些副作用，其中最为严重的是耳神经损伤，可能导致患者耳聋。

瓦克斯曼的贡献在于不仅发现了链霉素，还开创了一套系统化的微生物筛选方法，开启了抗生素研发的新纪元。他凭借"对土壤微生物进行巧妙、系统和成功的研究"，于 1952 年荣获诺贝尔生理学或医学奖。这是对他在抗结核病和抗生素领域开创性成就的高度肯定。瓦克斯曼的研究工作为后续抗生素的发现奠定了基础，推动了人类对抗细菌感染的进程。

**多药联合治疗：现代结核病治疗的基石**

在瓦克斯曼荣获诺贝尔奖的同一年，医学界迎来了另一种重要的抗结核药物——异烟肼（Isoniazid）。该药物因杀菌效力比链霉素高出 15 倍，加之价格便宜，家境贫困的人也能消费得起，迅速跃升为治疗结核病的首选药物。

和异烟肼同样有效的是利福平（Rifampicin）。1957年，意大利科学家皮耶罗·森西（Piero Sensi）领导的研究团队首次从地中海诺卡氏菌中分离出利福霉素 B，经过数年的化学修饰，最终成功开发出利福平。该药物通过抑制 RNA 合成来阻止结核杆菌繁殖，对活跃分裂的结核杆菌具有极强的杀灭能力。凭借其广谱抗菌活性，利福平在结核病治疗中占据了举足轻重的地位，成为现代结核病联合治疗方案中的核心药物之一。

## 延伸阅读：利福霉素的进阶之路

1957 年，皮耶罗·森西领导的团队在法国某松树林的土壤样本中发现了一种放线菌，其发酵液的粗提取物对革兰阳性菌具有强效抗菌活性。受当时风靡的法国犯罪电影《男人的争斗》（Rififi）的启发，他们将其命名为利福霉素（Rifamycin）。研究人员从中分离出五种化合物——利福霉素 A、B、C、D、E。其中，利福霉素 B 的抗菌活性最弱，但毒性极低，在动物实验中表现出中等疗效。

进一步研究发现，利福霉素 B 在水溶液中会发生显著变化，抗菌效力提升 5 倍，团队将其命名为利福霉素 S。不过，这种抗菌活性仅限于体外（即实验室培养

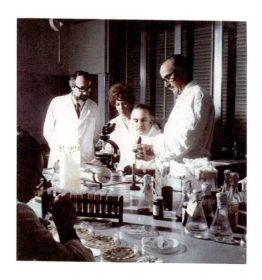

这张照片摄于
20世纪70年代初，
森西（最右）和同事
们正在实验室讨论
最新的抗生素筛查
结果

环境），注射到动物体内后并未显现疗效。通常情况下，
实验室可能会就此放弃研究。但森西通过紫外光谱分
析推测，添加酸可将其转化为水溶性更强的物质，从而
在动物体内发挥作用。实验结果证实了他的猜想。团
队将这种新物质命名为利福霉素SV，并成功治愈了感

染的小鼠。

森西意识到，对原始分子的某些部分进行化学修饰，能提高化合物在体内的活性。他不满足于现有成果，要求团队开发一种兼具多种特性的化合物：可口服吸收（便于制成片剂）、在血液中代谢较慢（延长抗菌作用时间）、具有更强的抗菌活性。经过不懈努力，他们最终成功研制出一种远超预期的药物——利福平。

此外，吡嗪酰胺（Pyrazinamide）作为一线抗结核药物，也在结核病治疗中发挥着独特而重要的作用。研究人员发现，吡嗪酰胺在酸性环境中对结核杆菌具有显著的杀灭作用，这一特性使其成为联合治疗方案中不可或缺的药物，有助于降低复发率并缩短治疗时间。

结核病的治疗需要多药联合使用，这主要是因为结核杆菌具有独特的特性和潜伏性。结核杆菌生存能力极强，能在体内以休眠状态长期存在。单一药物难以全面清除所有结核杆菌，而不同药物的作用机制各异，可以针对不同代谢状态下的结核杆菌发挥作用。例如，利福平通过抑制 RNA 合成来杀灭活跃分裂的细菌，吡嗪酰胺能在酸性环境中杀灭处于休眠状态的细菌。可见，多药联合治疗能更全面地覆盖各种代谢状态下的结核杆菌，从而降低复发风险，减少耐药性的产生。

## 耐药结核治疗的新武器

耐药结核病的出现使结核病治疗变得更为棘手。当患者未按规定完成治疗时，结核杆菌会逐渐对药物产生耐药性，最终发展为耐多药结核病。异烟肼、利福平等常规一线药物对这类结核病毫无效果，导致治疗时间延长、副作用增多、治愈率降低。

不仅如此，随着广泛耐药结核病的蔓延，全球公共卫生体系面临空前挑战。这类结核病几乎对所有已知抗结核药物都有耐药性，治疗难度极大。据世界卫生组织估计，全球每年约有 50 万例新发耐药结核病例，但由于诊断能力不足、治疗费用高昂等因素，仅有约三分之一的患者能得到规范治疗。这一缺口导致耐药菌株持续传播，形成了"治疗不足—耐药产生—疫情扩散"的恶性循环。耐药结核病的危害不仅体现在对个体健康的影响上，还体现在通过传播威胁整个社区和社会。这种个体与群体危害的叠加效应，使耐药结核病成为全球结核病防治工作的一大障碍。

近年来，抗结核药物研发取得重大突破，多种新型药物相继获批，为耐药结核病治疗带来新的希望。2012年，贝达喹啉（Bedaquiline）获得美国食品药品监督管理局（FDA）批准，成为近50年来首个新型抗结核药物，主要用于治疗耐多药结核病。2014年，德拉马尼（Delamanid）在欧洲获批，进一步丰富了耐多药结核病的治疗选择。2020年获批的普托马尼（Pretomanid）更是为广泛耐药结核病的治疗带来突破性进展。该药物与贝达喹啉和利奈唑胺组成的三药联合方案展现出良好的疗效，疗程也从传统治疗方案的18—24个月大幅缩短至6—9个月。

此外，科学家对结核杆菌的细胞壁和基因组进行深入研究，通过多种技术路径寻求突破，如着力改进传统卡介苗的效力，积极探索DNA疫苗，以增强免疫系统对抗结核杆菌的能力。尽管距离根除结核病仍有很长的路要走，但随着新的药物和治疗方法不断涌现，这一目标已不再遥不可及。

## 土壤里的"彩虹战队"

你知道吗？在毫不起眼的泥土之下，隐藏着一个绚丽多彩的抗生素世界。就像七色彩虹一样，每一种抗生素都有其独特的特点和作用。有的如同神奇的箭矢，能锁定并消灭特定病菌；有的则像坚固的盾牌，能抵御多种细菌的侵袭。从金霉素（Aureomycin）到土霉素（Oxytetracycline），从氯霉素（Chloramphenicol）到红霉素（Erythromycin），这些抗生素各司其职，共同组成了一支对抗细菌感染的超级战队，默默守护着人类的健康。

土壤中蕴藏着许多肉眼难以观察到的微生物，包括细菌、真菌、藻类等。其中，放线菌是当之无愧的"宝藏菌"，以卓越的抗生素生产能力闻名。1940—1960年被誉为抗生素发现的黄金时代。在这20年间，科学家从土壤中发现了大量沿用至今的抗生素。链霉菌作为放线菌家族的重要成员，堪称抗生素的超级生产者，也是自然

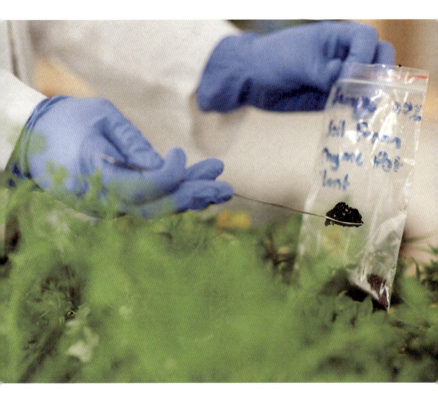

一勺土壤中可能有数十亿个细菌

界最出色的化学家之一。它们不仅为土壤生态系统的平衡作出了重要贡献，更为人类的医疗健康事业带来了革命性突破。

## 金霉素与土霉素：来自链霉菌的馈赠

1944 年，塞尔曼·瓦克斯曼致力于研究土壤中的链霉菌，希望从中发现新的抗菌物质。与此同时，美国密西西比州的一家公司也在进行类似的研究。他们聘请了退休的真菌学家本杰明·达格尔（Benjamin Duggar）协助寻找抗结核的新武器。达格尔的团队广泛收集世界各地的土壤样本，最终从一份来自密苏里州的样本中分离出金黄色链霉菌（*Streptomyces aureofaciens*），并成功提取出一种新型抗生素——金霉素。

金霉素是一种广谱抗生素，能有效杀灭多种类型的细菌。它就像一把多功能的"瑞士军刀"，可以对抗多种感染，是治疗细菌感染的重要武器。1948 年，随着大规模发酵技术的应用，金霉素正式上市，很快成为拯救无数生命的关键药物。

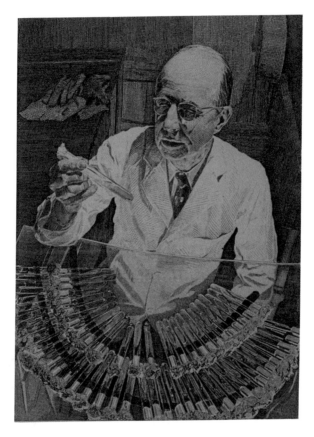

美国植物学家和真菌学家本杰明·达格尔是第一个估算病毒颗粒大小的人

## 延伸阅读: 达格尔博士淘 "金" 记

1944 年, 71 岁的本杰明·达格尔从威斯康星大学植物生理学教授职位上退休, 接受了美国氰胺公司立达实验室的邀请, 担任真菌研究与生产顾问。起初, 他的工作重点是寻找抗疟疾药物的植物来源。彼时, 青霉素已迅速投入使用, 链霉素也刚刚问世。达格尔很快意识到, 抗生素领域的研究才刚刚拉开帷幕。

不久后, 他启动了一个项目——系统性地寻找能产生抗生素的真菌。研究人员收集了成千上万份土壤样本, 并进行了系统检测, 因为每一份样本都可能含有能产生抗生素的微生物。不过, 发现和检测仅仅是第一步。在确定一种抗生素是否有效、安全且具有工业经济效益之前, 还需要进行大量的生理生化测试。在达格尔的领导下, 数十名工作人员在实验室和试验工厂里忙碌地工作, 最终在三年内成功鉴定出金黄色链霉菌, 并从中分离出其代谢产物——金霉素。

一年后, 美国辉瑞公司在其位于印第安纳州特雷霍特的工厂附近采集的土壤样本中发现了一种名为裂缘链霉菌（*Streptomyces rimosus*）的微生物，并从中提取出土霉素。这种广谱抗生素不仅能有效对抗几乎所有常见的细菌感染，还能通过口服给药，大大提升了治疗的便利性。然而，土霉素并非完美无缺——它在杀灭有害细菌的同时，也可能"误伤"肠道中的有益菌群，而这些菌群对维持人体正常的生理功能至关重要。例如，肠道菌群参与维生素 K 的合成，这种维生素又称凝血维生素，具有促进血液凝固的功能。因此，一旦肠道菌群遭到破坏，可能导致凝血功能障碍，甚至引发结肠出血等严重问题。

## 四环素：归来仍是"六边形战士"

20 世纪 50 年代，科学家在土霉素的基础上，通过进一步的化学处理，成功提取出一种新型抗生素——四环素（Tetracycline）。四环素因化学结构中有四个环而得名，堪称抗菌界的"六边形战士"。其抗菌谱更广，能有效治疗呼吸道、泌尿道和皮肤感染等多种疾病。不过，四环素有一个广为人知的副作用，即"四环素牙"。

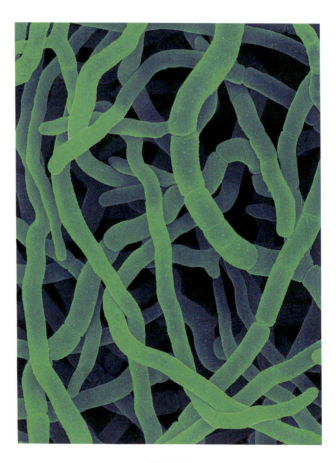

裂缘链霉菌

这种现象主要发生在处于牙齿发育期的儿童身上。如果孩子在此期间服用了四环素，药物中的成分会与牙齿中的钙结合，导致牙齿变成黄褐色，就像染上了咖啡渍。因此，尽管四环素疗效显著，但在儿童中使用仍需格外谨慎。此外，长期使用四环素会增加皮肤对阳光的敏感性，使人更容易被晒伤。

随着抗生素耐药性问题的日益严重，科学家对四环素进行改良，开发出一系列新的四环素衍生物，其中最具代表性的是米诺环素（Minocycline）和多西环素（Doxycycline）。多西环素因在治疗由立克次体、螺旋体等病原体引发的疾病时表现出色，在临床上得到广泛应用。新一代四环素类药物不仅抗菌谱更广，对许多耐药菌株具有良好的抗菌效果，而且药物吸收率提高，半衰期延长。半衰期长意味着药物在体内停留时间更久，血药浓度能维持在相对稳定的水平，从而减少患者每天的服药次数，使用起来更加方便。此外，这些改良后的药物在副作用方面也有明显改善，如对儿童牙齿着色影响较小，皮肤敏感性问题也有所缓解，适用人群范围因此进一步扩大。

这些四环素衍生物的出现，不仅延续了四环素家族在抗感染领域的辉煌，更为人类对抗耐药性感染提供了新的武器。

## 从氯霉素到红霉素：经典药物的现代演绎

1947 年，几乎与金霉素和土霉素的发现处于同一时期，美国帕克－戴维斯公司的科学家在委内瑞拉卡拉卡斯附近的土壤样本中分离出一种名为委内瑞拉链霉菌（*Streptomyces venezuelae*）的微生物，从中提取出的抗生素被命名为氯霉素。氯霉素的作用机制与其他抗生素有所不同，它通过与细菌的核糖体 50S 亚基结合，抑制细菌蛋白质的合成，这就如同切断了细菌的营养输送线。由于氯霉素的化学结构相对简单，易于合成，在早期被广泛用于治疗各种严重感染。然而，氯霉素存在一个致命缺点，即可能引发再生障碍性贫血，这是一种严重的骨髓抑制反应。因此，氯霉素的使用量后来急剧下降。如今，它主要用于一些局部外用治疗，如眼部和耳部感染。

红霉素由美国礼来公司于 1952 年在菲律宾的土壤

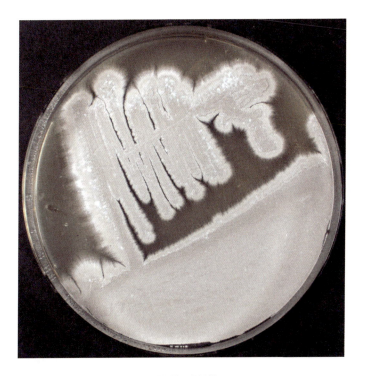

委内瑞拉链霉菌培养皿

中发现。红霉素通过抑制细菌蛋白质的合成发挥作用，尤其擅长对付引起肺炎的细菌，如军团菌。军团菌是一种能引发严重肺炎的病原体，主要通过吸入受污染的水雾（如空调系统或淋浴喷头中的水滴）传播。红霉素的化学结构中包含一个由 14 个碳原子组成的大环，这也是它被称为大环内酯类抗生素的原因。

随着时间的推移，红霉素家族迎来了更多新成员，如阿奇霉素（Azithromycin）和克拉霉素（Clarithromycin）。阿奇霉素具有超长的半衰期，患者每天只需服用一次，治疗十分方便。它常用于治疗呼吸道感染和沙眼等病症。克拉霉素对胃酸稳定，特别适用于治疗幽门螺杆菌感染，在呼吸道和皮肤软组织感染的治疗上也表现出色。

近年来，科学家利用基因工程技术深入探究红霉素的生物合成途径，揭示了红霉素是如何通过一系列化学反应被"生产"出来的，整个过程就像在工厂里一步步制造产品。了解这些过程后，研究人员尝试通过基因操作优化这些步骤，进而创造出一些"非天然"的抗生素。这些经过基因改良的新型抗生素，犹如在经典菜肴中融入

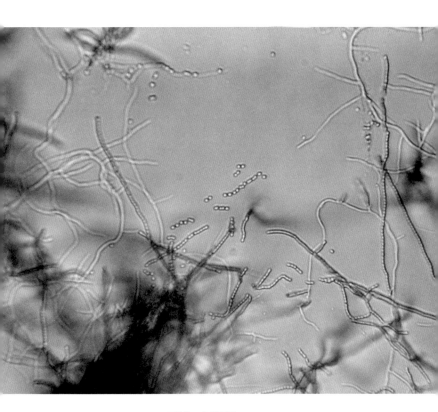

显微镜下的链霉菌

现代风味，为我们应对耐药菌提供了新武器。

## 超级抗生素：人类的最后一道防线

万古霉素（Vancomycin）被誉为"超级抗生素"，于1958年上市。这种抗生素最初在印度尼西亚的土壤中被发现，对那些已经对青霉素耐药的金黄色葡萄球菌，尤其是臭名昭著的耐甲氧西林金黄色葡萄球菌（MRSA）特别有效。

### 延伸阅读：来自东方的神秘力量

自 1944 年瓦克斯曼团队从灰色链霉菌中成功分离出链霉素后，全球范围内便掀起了一场寻找新型抗生素的热潮。尽管资源有限，科学家仍竭尽全力地将搜寻范围扩展至世界各个角落。

在这场大规模的搜索行动中，礼来公司提出了一个极具创意的构想：请求基督教传教士在前往异国他乡时，帮忙寄回当地的土壤样本。这一举措为药物发现开辟了一条新途径。1952 年，研究人员从一份来自印度尼西亚

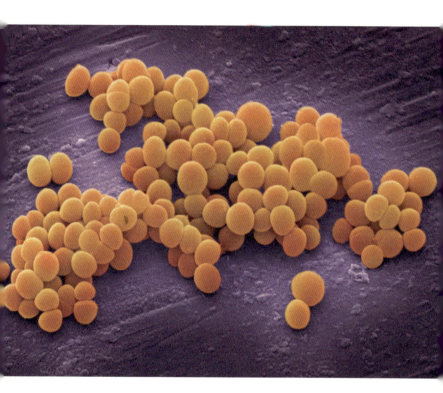

耐甲氧西林金黄色葡萄球菌是一种对多种常用抗生素耐药的细菌，常引起严重的医院感染和社区感染

婆罗洲的土壤样本中培养出东方链霉菌，最终提取出万古霉素。

万古霉素通过干扰细菌细胞壁的合成来抑制细菌的生长和繁殖，这一过程相当于直接拆除了细菌的"护甲"。尽管万古霉素曾被视为对抗革兰阳性球菌的"最后一道防线"，但随着时间的推移，部分肠球菌已逐渐对其产生耐药性。为应对这些超级细菌，科学家相继开发出其他类似药物，如替考拉宁（Teicoplanin）和利奈唑胺（Linezolid）。

替考拉宁与万古霉素同属糖肽类抗生素，但半衰期更长，药效持续时间也更久。此外，在某些情况下，替考拉宁能更好地穿透人体组织，因此在治疗一些复杂感染时效果更佳。利奈唑胺则是一种新型的恶唑烷酮类抗生素，通过与细菌的核糖体结合来抑制细菌蛋白质合成。这种药物不仅对耐药菌有效，还可口服，大大提高了患者使用的灵活性。然而，利奈唑胺也并非完美无缺，长期使用可能引起骨髓抑制等副作用，因此临床使用时仍需谨慎。

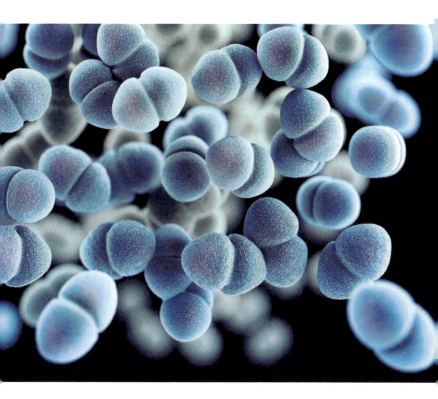

耐万古霉素肠球菌是一种对多种抗生素高度耐药的细菌，常引起医院感染

　　需要注意的是，糖肽类抗生素和恶唑烷酮类抗生素均属于特殊使用级抗生素，即所谓的"超级抗生素"，仅用于治疗严重感染、免疫功能低下患者的感染、多重耐药菌感染等情况。

　　总的来说，抗生素种类繁多，为医生应对各种病原菌提供了丰富的选择。每一种抗生素都有其独特之处，它们共同组成了一个庞大的"武器库"。然而，如何合理使用这些"武器"，防止细菌产生耐药性，正成为一个日益重要的议题。抗生素使用不当，无异于随意挥霍手中的"弹药"，长此以往，细菌会变得越来越强大，最终演变为难以对付的超级细菌。

# 人工合成的抗菌奇兵

对制药科学家来说，最有成就感的莫过于发现一种全新、有效的药物并将其成功地应用于临床。1962年，美国斯特林－温思罗普研究所的药物化学家乔治·莱舍（George Lesher）在合成一种新型抗疟药时，意外发现其副产物——编号为"246"的化合物虽然抗疟效果不佳，但对培养皿中的大肠埃希菌展现出显著的抑制作用。莱舍敏锐地意识到该化合物在抗菌方面的巨大潜力，于是立即调整研究方向。人类历史上第一种喹诺酮类药物——萘啶酸（Nalidixic Acid）由此诞生。

与青霉素、链霉素等源于自然界微生物代谢产物的抗生素不同，萘啶酸完全由人工合成。因此，严格地说，喹诺酮类药物并非真正意义上的抗生素，而是人工合成的抗菌药物。这类药物具有独特而精准的抗菌机制，主要通过抑制细菌DNA促旋酶（DNA gyrase）和DNA拓

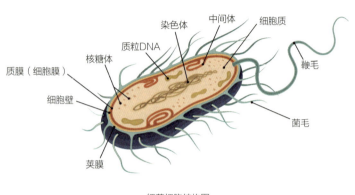

细菌细胞结构图

扑异构酶Ⅳ（DNA topoisomerase Ⅳ）发挥作用。这两种酶对细菌 DNA 的复制、转录和修复至关重要。喹诺酮类药物正是通过干扰这些酶的活性，阻断细菌 DNA 的正常复制与转录，从而达到杀灭细菌的目的。

## "沙星"家族的抗菌征程

萘啶酸最初被用于治疗尿路感染，因为其主要经肾脏排出，可在尿液中达到较高浓度，对导致尿路感染的革兰阴性菌具有显著疗效。然而，这种药物也存在一定的局限性，如口服后在肠道中的吸收效果不佳，进入血液循环的药量较少，导致血药浓度较低，只能治疗下尿路感染。直到 20 世纪 70 年代末，日本大冢制药公司的研究团队尝试在喹诺酮分子结构中引入氟原子，这才彻底改变了喹诺酮类药物的研发进程和临床应用前景。

含氟的喹诺酮类药物也称为氟喹诺酮类药物。20世纪 80 年代，首个氟喹诺酮类药物——诺氟沙星（Norfloxacin）问世。它既保留了萘啶酸对尿路感染的强大疗效，又具有血药浓度高、抗菌谱广等优势，能有效治疗肠道感染。此后不久，德国拜耳公司推出了环丙沙星（Ciprofloxacin）。除了能治疗尿路和肠道感染外，这种药物对严重的皮肤软组织感染，甚至骨髓炎等复杂感染也有良好的效果。

20 世纪 90 年代，氟喹诺酮类药物的研发取得了新的突破。研究人员通过不断优化分子结构，相继开发出左氧氟沙星（Levofloxacin）、莫西沙星（Moxifloxacin）等新一代药物。这些新型药物能有效地渗透到肺组织，是治疗肺炎链球菌、流感嗜血杆菌，以及肺炎支原体、衣原体、军团菌等非典型病原体感染的利器。

# 抗生素简史

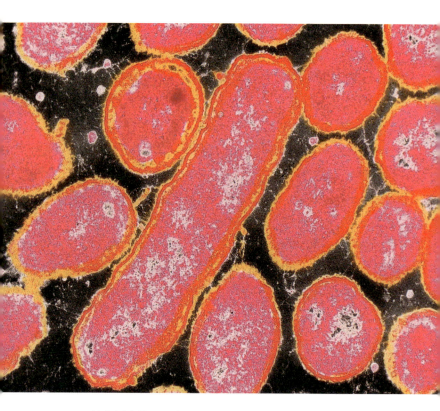

流感嗜血杆菌是一种藏在人呼吸道里的细菌，严重时会引发肺炎或脑膜炎

## 药物滥用的隐忧

虽然喹诺酮类药物在抗菌领域表现出色，但其过度使用甚至滥用所引发的问题日益凸显。大肠埃希菌、铜绿假单胞菌、肺炎链球菌等常见病原体逐渐对其产生耐药性，给临床治疗带来巨大挑战。此外，这类药物的滥用可能导致严重的不良反应，如肌腱炎、肌腱断裂、中枢神经系统毒性反应、心律失常等。更令人担忧的是，人工合成的喹诺酮类药物在环境中难以快速分解，加之养殖业的广泛使用，大量药物残留进入水体，不仅造成了严重的环境污染，还加速了细菌耐药性的传播，进而影响生态平衡。

目前，全球科学家和公共卫生机构正在积极采取措施。一方面，重新审视并优化喹诺酮类药物的使用策略，倡导更严格的临床用药规范；另一方面，致力于开发更安全、高效的新型抗菌药物，以应对不断升级的耐药性挑战。

从 1962 年的一个意外发现到如今的广泛应用与滥用，喹诺酮类药物的故事既展现了医学的进步，又为人类敲响了警钟。未来，我们不仅要关注药物本身的疗效，还要关注其对生态环境的潜在影响——这或许将成为下一个药物研发时代的重要课题。

抗生素简史

A Brief History
of
Antibiotics

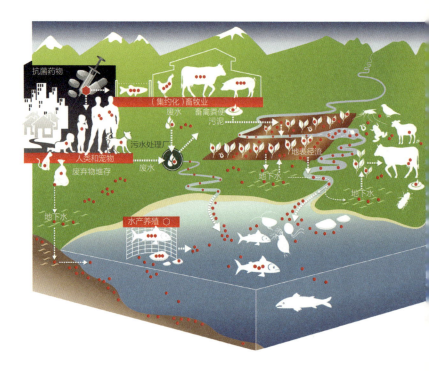

抗菌药物在环境中的迁移路径，红色圆点为药物残留
（图源：EMBO Reports, 2014 年第 15 卷第 7 期）

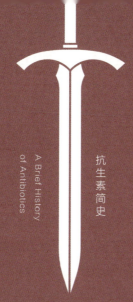

A Brief History
of Antibiotics

抗生素简史

危机四伏，应对有方

# 与超级细菌的战争

一位 65 岁的男性患者因持续呼吸道感染入院治疗。该患者患有糖尿病和高血压等基础疾病，免疫力较低，最初的主要症状包括发烧、咳嗽和严重的疲倦感。医生初步诊断为常见的细菌性肺炎。然而，经过几天的抗生素治疗，患者的症状不仅没有缓解，反而出现呼吸困难。实验室培养结果显示，患者感染了一种名为鲍曼不动杆菌的细菌。更糟糕的是，药敏试验表明，该细菌对所有常用抗菌药物均表现出耐药性。

医生尝试了几乎所有可用的抗生素，其中不乏一些被视为"最后一道防线"的强效药物，但依然无法有效控制感染。患者的病情迅速恶化，感染扩散至全身，最终引发了败血症。面对这种几乎对所有常规抗生素都耐药的细菌，医生陷入了深深的无力感。他们尝试了多种替代疗法，如联合使用多种抗生素，以及利用患者自身

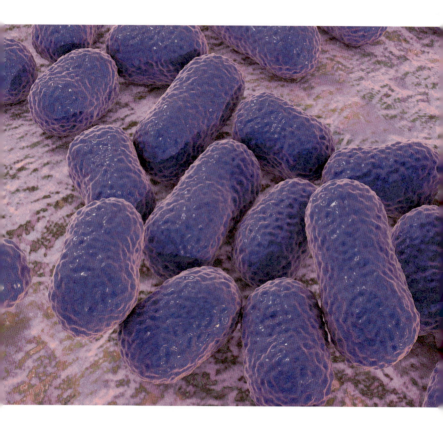

鲍曼不动杆菌是医院感染中常见的病原菌

的免疫系统进行支持治疗，但效果有限。这正是超级细菌感染的典型表现——它们对多种抗生素具有高度耐药性，导致抗感染治疗难度极大，不仅严重威胁患者健康，也给医疗系统带来了巨大压力。

## 耐药性的崛起

为了抵御抗生素，细菌主要采取三种策略：一是改变细胞壁结构，阻止抗生素渗透；二是利用外排泵，将进入细胞的抗生素排出；三是改变核糖体结构，使抗生素无法附着并抑制蛋白质合成。

除了通过自身变异获得耐药性外，细菌还通过基因转移共享抗性基因。借助转座子、质粒等可移动的遗传因子，耐药基因在不同细菌之间迅速传播。这解释了在畜牧业中滥用抗生素为何会带来灾难性后果——耐药基因通过食物链进入人体，逐渐积累并形成庞大的抗药性基因库。例如，耐多药大肠杆菌和耐万古霉素肠球菌（VRE）常出现在养殖动物体内，并通过未煮熟的肉类或被污染的水源传播给人类。

## 延伸阅读：金黄色葡萄球菌和肠球菌的进化

抗生素耐药性现象早已存在。自 20 世纪 60 年代起，约 10% 的金黄色葡萄球菌就对青霉素产生了耐药性，如今这一比例已接近 100%。尽管甲氧西林等半合成抗生素的出现曾给人们带来新的希望，但细菌通过改变细胞壁的结合蛋白迅速进化出新的耐药机制，使这些药物逐渐失效。现在，耐甲氧西林金黄色葡萄球菌已成为住院患者面临的最大风险之一。

近年来，一些肠球菌的细胞壁成分也发生了显著变化，原有的 D- 丙氨酸 -D- 丙氨酸组成的二肽基团变异为 D- 丙氨酸 -D- 乳酸。这导致被称为"最后一道防线"的万古霉素对耐万古霉素肠球菌几乎完全无效。

## 抗生素滥用：超级细菌的温床

一个显而易见的事实是，抗生素的滥用加速了耐药菌的产生。

首先，抗生素常被误用于治疗病毒性感冒和其他病毒感染引起的疾病。这种做法不仅无法缓解症状，还为细菌提供了进化和发展耐药性的机会。

其次，抗生素的滥用与过度开具处方密切相关。例如，在一些国家和地区，许多医生在患者的要求下，甚至在未确诊细菌感染的情况下，出于安抚或预防目的开具抗生素。此外，不少国家对抗生素的监管不严，人们无需处方就能在药店随意购买抗生素。

最后，抗生素的过度使用在医疗环境中同样十分普遍。一方面，一些患者在症状稍有改善后便自行停药，未能完成整个疗程，这使得部分细菌存活并有机会进化出耐药性。另一方面，医院中预防性地对高风险患者广泛使用抗生素，也进一步增加了细菌耐药的风险。

这些不当使用行为导致耐药菌数量激增，使其能在短时间内快速进化，发展出对多种抗生素的耐药性。2019 年，世界卫生组织发布的一份报告显示：每年因抗生素耐药性导致的死亡人数高达 70 万；如果不采取有效措施，到 2050 年，这一数字可能升至 1000 万。此外，2019 年，全球超过 30% 的革兰阴性菌感染病例表现出耐药性。这些数据充分揭示了抗生素滥用带来的严重后果。

## 延伸阅读：当抗生素成为动物的保健品

畜牧业中抗生素的广泛使用是催生超级细菌的主要因素之一。全球约有70%—80%的抗生素被用于动物饲养，这种现象在某些国家尤为普遍，而且往往缺乏必要的监管。

2017年，美国疾病控制与预防中心的数据显示，农业部门使用的抗生素总量是人类医疗使用量的2倍以上。在养殖过程中，大量的牲畜（如猪、牛和鸡）持续暴露于低剂量抗生素环境中。这些抗生素被添加到饲料中，主要用于预防疾病暴发和促进动物生长。虽然这种做法在短期内提高了生产效率，但也为耐药菌的滋生创造了有利条件。

2019年，全球报告了数千例由耐药性沙门菌引起的人类感染，这些感染与畜牧业中抗生素的使用直接相关。耐药菌通过动物的排泄物和体液传播，最终经食物链进入人体，导致人类在面对这些细菌时毫无抵抗力。由此可见，耐药菌对食品安全和人类健康构成了严重威胁。

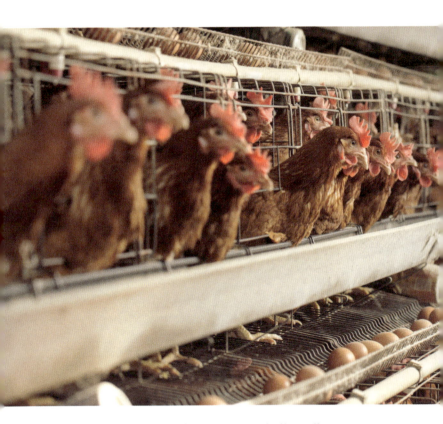

"无抗"鸡蛋的价格是普通鸡蛋的 1—2 倍

## 威胁最大的三种超级细菌

在过去的一个世纪里，我们经历了三个阶段：最初的35年，细菌感染的威胁与之前几百年相比并无显著变化；随后，抗菌药物的黄金时代到来，新型药物的出现让人们一度以为细菌将被彻底击败；然而，在最后的40年里，制药行业一直在与日益增长的耐药菌进行艰难的斗争。

进入21世纪后，情况变得更加严峻。多种具有高度耐药性的超级细菌相继出现，对全球公共卫生构成巨大威胁。耐碳青霉烯肠杆菌科细菌（CRE）便是其中之一。CRE感染致死率高达40%—50%，原因在于这种细菌几乎对所有现有抗生素都产生了耐药性。在美国，CRE的流行率在过去20年里显著上升，在长期护理机构和医院尤甚。

与CRE齐名的另一种超级细菌是耐碳青霉烯鲍曼不动杆菌（CRAB）。CRAB对几乎所有可用的抗生素都表现出耐药性，是ICU内的主要病原体，可引发呼吸道感染、伤口感染和败血症等严重感染。对于免疫力低下的患者，CRAB感染的治疗难度极大，死亡率也非常高。

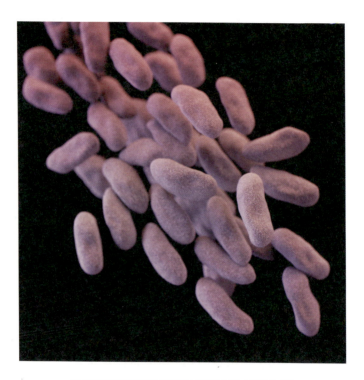

耐碳青霉烯肠杆菌是全球范围内日益严重的人类健康威胁

此外，耐多药结核分枝杆菌（MDR-TB）和广泛耐药性结核分枝杆菌（XDR-TB）也是近年来备受关注的新兴超级细菌。结核病原本是一种可通过标准抗生素疗法治愈的疾病，但随着耐药性的增加，MDR-TB 和 XDR-TB 的治疗变得日益复杂且昂贵，治愈率也大幅下降。

**超级细菌的环球之旅**

随着廉价航空的普及和医疗旅游的兴起，超级细菌的全球传播速度显著加快。近年来，为获得更便宜的医疗服务或特殊治疗，越来越多的人选择跨国医疗旅游。然而，在当地医院接受手术或治疗时，患者很容易接触到耐药菌，并有可能将这些细菌带回本国，从而加速耐药菌在不同国家之间的传播。

"新德里金属 β–内酰胺酶–1"（NDM-1）的传播就是一个典型例子。NDM-1 是一种能使多种 β–内酰胺类抗生素（包括碳青霉烯类抗生素）失效的酶，最早在印度和巴基斯坦的患者中被发现。这两个国家凭借低廉的医疗费用吸引了大量国际患者，部分病人在治疗期间感染了携带 NDM-1 的细菌。2010 年，英国报告了多起携带 NDM-1 基因的超级细菌感染病例, 其中不少患者都有在南亚地区接受医疗服务的经历。

此外, 研究发现, 即便是健康的旅行者, 在访问耐药性问题严重的国家后, 其肠道菌群中也能检测出产超广谱 β-内酰胺酶 (ESBL) 的耐药菌。这些细菌往往通过当地医院或社区的食物、水和环境污染传播给旅行者。这就意味着, 哪怕只是一次普通的旅行, 也可能成为耐药菌在全球传播的 "顺风车", 尤其在旅行者未能采取有效的饮食和卫生防护措施的情况下。

## 向科学寻求手段

面对来势汹汹的耐药菌, 人类也一直在努力对抗。

首先, 科学家研发出新型四环素类药物, 以对抗多重耐药菌。其中, 替加环素 (Tigecycline) 和依拉环素 (Eravacycline) 是两种代表性药物。替加环素是首个获批用于对抗多种耐药菌的药物, 在对抗鲍曼不动杆菌和肠杆菌方面表现出色。依拉环素是一种经过改良的四环素, 能更有效地绕过细菌的防御机制。这两种药物在治疗顽固性细菌感染方面均表现出良好的效果, 是对抗超

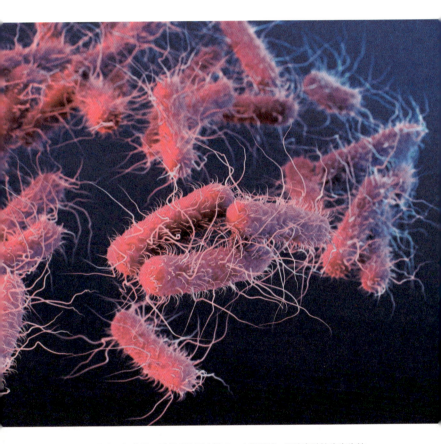

　　产 ESBL 的大肠杆菌是一种能分泌超广谱 β‑内酰胺酶、导致多种抗生素失效的耐药性细菌

级细菌的重要武器。

其次，新型酶抑制剂为对抗 CRE 和 CRAB 提供了新策略。例如，阿维巴坦（Avibactam）作为一种 β - 内酰胺酶抑制剂，可与头孢他啶联合使用，形成如头孢他啶 - 阿维巴坦这样的组合药物，有效对抗产生碳青霉烯酶的肠杆菌科细菌。这种组合药物已被用于治疗复杂的腹腔内感染和尿路感染，尤其适用于常规治疗无效的情况。

最后，黏菌素类药物（如多黏菌素 B 和黏菌素）再度受到关注。这类药物曾因肾毒性和神经毒性险些被淘汰，但在超级细菌无药可用的情况下，它们再次成为治疗的选择。黏菌素通过破坏细菌细胞膜发挥作用，对鲍曼不动杆菌尤为有效。目前，黏菌素常被用于治疗危及生命的感染，如在 ICU 中救治多重耐药菌感染的重症患者。

通过不断研发新型抗生素并改进现有药物组合，科学家为应对抗生素耐药性提供了更多治疗选择，也为全球抗击超级细菌带来了新的希望。尽管这场战斗充满挑战，但每一次突破都意味着患者的生存机会在增加。

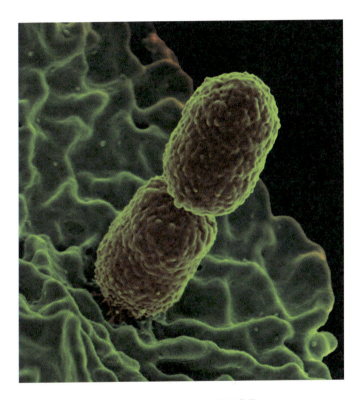

肺炎克雷伯菌与人类白细胞相互作用

# 戴自英与中国抗生素事业

我国的青霉素研制历史要追溯到 20 世纪 40 年代初。据 1943 年来华访问的英国生物化学家李约瑟（Joseph Needham）回忆，当时位于昆明的中央防疫处"有一个小实验工厂在生产青霉素"，但条件极其艰苦：没有自来水，唯一可用于消毒仪器和供应蒸馏水的锅炉经常漏水，不得不每晚修理。在资料匮乏、设备简陋、缺乏技术支持和原料供应的情况下，汤飞凡、樊庆笙、朱既明等科学家坚持不懈地进行着青霉素的研制工作。功夫不负有心人，1944 年 9 月 5 日，我国自行研制的青霉素终于在昆明西山脚下诞生。第一批共 5 瓶，每瓶 5000 单位。中国由此成为世界上率先研发出青霉素的七个国家之一。

第一批国产青霉素的问世，见证了中国科学家自主研发抗生素的早期奋斗历程。然而，青霉素的大规模生产之路困难重重。一个不容忽视的事实是：1949 年前，我国在抗生素研究领域远远落后于英美等国，无论是菌种还是生产工艺，都完全依赖进口。这激励了一批立志改变现状的科学家，他们决心为国家建立一个独立的抗生素研发体系。戴自英就是其中的杰出代表。

## 从邓恩病理学院走出来的中国学生

戴自英，祖籍浙江宁波，是中国临床抗生素研究的奠基者和重要推动者。他毕生致力于我国医学事业的发展，尤其在抗生素的合理应用与推广方面作出了卓越贡献。

1932 年，戴自英从上海光华大学附属中学毕业，以优异的成绩考入上海医学院。1937 年，他前往北平，在北京协和医院担任实习医生，随后又担任了一年内科住院医师。1938 年毕业时，他是全班第一名。1939 年，戴自英回到上海，在上海医学院红十字会第一医院内科工作。凭借出色的专业能力和管理才能，他很快从总住院医师晋升为主治医师、讲师，30 岁时便担任医院副院长一职。

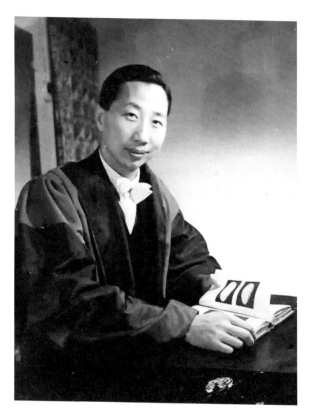

身穿博士服的戴自英教授肖像照（摄于牛津大学）

1947年，戴自英远赴英国牛津大学，师从著名病理学家霍华德·弗洛里教授。作为青霉素开发和应用的关键人物之一，弗洛里教授的指导对戴自英产生了深远影响，让他与抗生素研究结下了不解之缘。在牛津求学期间，戴自英主要研究微生物产生的溶菌素，这段经历不仅为他奠定了坚实的科研基础，还让他认识到抗生素在治疗感染性疾病中的巨大潜力。1950年，戴自英学成回国。当时的中国正处于百废待兴之际，抗生素对国人而言仍是陌生而新奇的事物。在目睹感染性疾病给患者带来的巨大痛苦后，戴自英更加坚定了将这种神奇药物引入中国的决心。

## 小剂量氯霉素：治疗伤寒的突破

伤寒是一种由伤寒沙门菌引起的传染病，会导致高热、腹痛、腹泻等严重症状。在20世纪50年代的中国，伤寒广泛流行，由于缺乏有效治疗手段，许多患者因此失去生命。氯霉素作为一种广谱抗生素，对伤寒有很好的治疗效果。不过，当时采用的氯霉素疗法通常是大剂量用药，不仅会造成药物的大量消耗，还可能

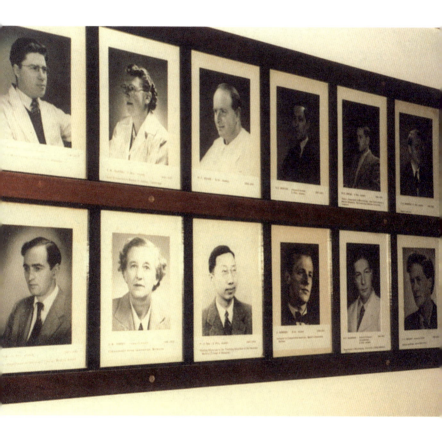

牛津大学校友墙上的戴自英教授照片（下排左三）

引发明显的副作用，如骨髓抑制，进而导致再生障碍性贫血。正因如此，不少医生对使用氯霉素心存顾虑。

戴自英提出了一个大胆的想法——用小剂量氯霉素治疗伤寒和副伤寒。他认为，若能通过降低药物剂量减少副作用，同时保持疗效，将极大地造福患者。为验证这一想法，他带领团队在医院里反复开展临床观察和试验。他们先仔细研究氯霉素在人体内的代谢过程，然后结合患者的临床反应，尝试逐步降低剂量。经过不断试验与调整，他们终于确定了最佳用药方案：成人每日只需服用1克氯霉素，而非传统的大剂量3克。

小剂量用药方案成效显著，不仅节省了药物，还大大降低了氯霉素的副作用风险，患者的骨髓抑制现象明显减少。临床观察显示，小剂量氯霉素的疗效并不比大剂量差，而且由于副作用减少，患者的耐受性更好。与当时的青霉素相比，氯霉素对伤寒沙门菌的作用更为直接。因为伤寒沙门菌对青霉素耐药性较高，而氯霉素能有效抑制细菌蛋白质的合成，从而达到杀菌效果。

在经过大量临床验证后，戴自英这一突破性方案迅速被推广至全国。这个小小的改变为无数患者带来福音，也大大减轻了医生的治疗负担。在那个医疗资源紧缺的年代，这种既省药又有效的治疗方法无疑是一个巨大进步，也让戴自英在医学界声名远扬。

## 延伸阅读：与绿脓杆菌的对决

1958 年 5 月 26 日深夜，上海广慈医院（现瑞金医院）收治了一位被严重烧伤的炼钢工人邱财康。他全身大面积灼伤，好不容易渡过休克关，又感染了绿脓杆菌（现称为铜绿假单胞菌），一度命悬一线。

绿脓杆菌是医院感染中常见的致病菌，在烧伤等创伤患者中极易引发致命感染。因其耐药性强，一般的抗生素治疗效果往往不佳。

6 月 2 日，邱财康的局部创面出现绿脓杆菌感染。6 月 7 日的化验报告证实其发生了绿脓杆菌败血症。此时，患者体温升高，神志不清，生命危在旦夕。治疗团队中的许多医生建议截肢以保住患者性命，但时任上海第一医学院附属华山医院副院长的戴自英不愿放弃希望。他召集团队，商讨能否找到既保住患者生命又保住其腿

的方法。此外，他还发动微生物工作者和医学院学生四
处寻找对抗绿脓杆菌的药物。

在戴自英的指导下，广慈医院和华山医院联合开展
了58次抗生素敏感试验，最终筛选出多黏菌素B用于
抗感染治疗，并联合新霉素外用。经过不懈努力，感染
得到了控制，患者的腿也保住了。这件事在当时被视为
医学奇迹，也让普通百姓切实感受到医学的温度和力量。

## 四环素与土霉素：从减产到停产

1971年，戴自英参加了由燃化部、商业部和卫生部
联合组织的"抗生素和磺胺药调查组"，深入基层了解实
际用药情况。调查中，他发现四环素和土霉素的滥用现
象十分严重。

四环素和土霉素是广谱抗生素，在20世纪50年代
到20世纪60年代被广泛用于治疗多种细菌感染。然
而，随着生产技术的改进和药品市场的扩大，这两种
抗生素逐渐出现生产过剩的问题。特别是在农村和偏
远地区，许多医生未能按照规范的使用标准开具药物，
导致抗生素被大量滥用，许多患者未能得到合理治疗。

抗生素简史

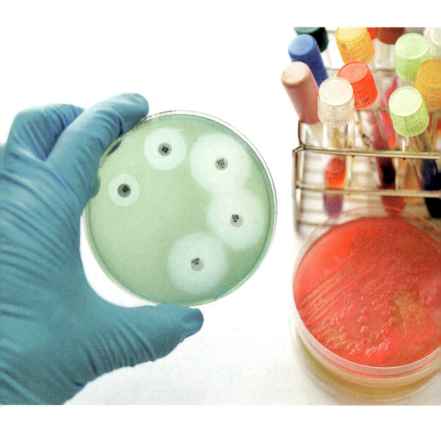

细菌对抗生素的敏感试验（纸片法）

这不仅加剧了资源浪费，还促使细菌耐药性不断上升，使原本有效的治疗手段逐渐失效，同时导致医疗费用不断增加。

戴自英意识到问题的严峻性，向政府相关部门建议减少四环素和土霉素的产量，并停止一些低效制剂的生产。这一举措既能有效减少浪费，降低耐药性风险，又有助于将有限的资源投放到更关键的治疗领域，可以说是推动中国抗生素合理使用的重要起点。

这场变革不仅影响了抗生素使用的政策，还为中国医学界树立了科学合理的用药观念。通过减少不必要的生产和使用，国家更加注重药物的质量控制，避免无效药物的过度生产。同时，合理使用抗生素的理念，尤其是对耐药性问题的关注，得到了进一步重视，这推动了中国抗生素规范化使用的进程。

1978—1981年，戴自英带领团队对四环素类抗生素进行了系统的再评价，发现这类药物副作用较多，细菌耐药问题日益严重。为此，他向卫生部门提出限制使用这类药物的建议。这些建议最终被采纳，使抗生素的使用更加科学，也减少了不必要的健康风险。

## 延伸阅读：头孢硫脒的诞生

戴自英一直致力于我国头孢菌素类抗生素的自主研发，头孢硫脒（Cefathiamidine）就是其中的典型成果。从头孢菌素的基础研究到工业化生产的技术攻关，每个环节都充满挑战。尽管当时研究条件有限，实验设备也相对落后，但戴自英团队凭借顽强的意志和扎实的科研能力，克服重重困难，最终研制出头孢硫脒。这一成果不仅为我国抗生素的发展注入了新的活力，也大大降低了我国对进口抗生素的依赖，为国内患者提供了更经济实惠的治疗选择。作为我国独立研制的第一种头孢菌素类抗生素，头孢硫脒的成功研发是中国抗生素独立发展的一个重要里程碑，标志着我国在抗生素领域实现了从模仿到自主创新的飞跃。

### 抗生素研究所的成立与发展

1963 年，戴自英在国内建立了第一个抗生素临床研究室。当时，他的想法很简单——既然抗生素在临床应用中如此重要，就必须有一个专门的地方来研究其作用和使用方法。就是在这个研究室里，他带领团队完成了对全国70多种抗生素临床药理和使用方法的研究。他编写的《实用抗生素学》成为国内医务人员的重要参考书，并多次再版。

20世纪80年代，随着改革开放的深入，大量新型抗生素被引入我国。戴自英敏锐地意识到，原有的研究室已无法满足新的科研需求，亟须建立一套规范的评价体系，培养相关专业人才。1985年，在他的推动下，上海医科大学抗生素研究所正式成立。

抗生素研究所的成立并非一蹴而就，而是基于戴自英多年来深厚的科学积累和对未来的长远规划。研究所下设多个重要部门，有临床药理室、临床微生物室和临床组。

临床药理室专注于研究抗生素在人体内的"行为"，如药物的吸收、分布、代谢和排泄情况。这些研究结果能帮助医生制定合理的用药方案，确保药物在人体内发挥最佳疗效，同时减少潜在的副作用。

临床微生物室的主要任务是研究抗生素的耐药性问题。戴自英指出，要有效应对这个问题，必须从细菌

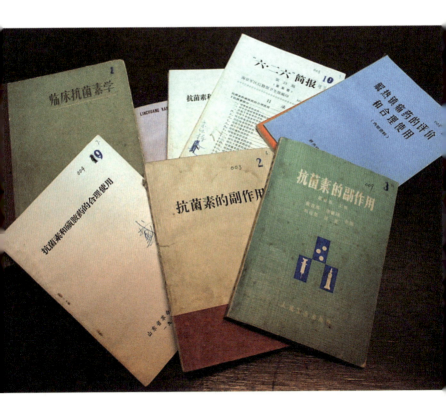

戴自英教授编写的相关教材

的角度出发，弄清楚它们是如何产生耐药性的。临床微生物室通过分离和分析耐药细菌，探寻其耐药基因和传播途径，为抗生素的合理使用和新药研发提供科学依据。

临床组主要负责新抗生素的临床试验工作。戴自英认为，新药研发不能仅依赖实验室数据，还需要在真实患者身上进行严格测试，以确定药物的安全性和有效性。临床组的设立，确保抗生素从实验室研究到临床使用的整个过程都经过科学严谨的验证，从而保证每一种新药在上市前都符合安全性和有效性的标准。

戴自英深知，科学研究需要稳定的支持和完善的平台，这正是他为后人留下的宝贵财富。抗生素研究所的成立，不仅推动了中国抗生素研究领域的进一步发展，也为未来抗菌药物的开发和合理应用奠定了坚实的基础。

## 延伸阅读：从传染到感染

1955 年，戴自英创建了华山医院的传染科，这是 1949 年中华人民共和国成立后最早的一批传染病科室之一。他提出，传染病学应该向"感染病学"转型，不仅研究传染性疾病，还要涵盖所有由微生物引起的感染性疾病。在当时，这一理念颇为前卫，但戴自英通过一篇篇文章和无数次演讲逐渐说服了同行。终于，在1999年第六届全国传染病和寄生虫病学术会议上，该理念得到正式确认，中华医学会传染病学分会也随之更名为中华医学会感染病学分会。

这一转型意义深远。它将学科的研究范围从传染性疾病拓展到所有由微生物引起的感染性疾病，包括非传染性病原体导致的感染。这不仅有助于医务工作者更深入地理解各种感染性疾病的发病机制，还能提高他们对这些疾病的预防、诊断和治疗水平。同时，这种转变推动了国内医学界对感染性疾病的全面关注，促进了临床实践的进步，让患者能获得更系统、更精准的医疗服务。

戴自英教授在医学领域辛勤耕耘，撰写了200多篇论文，编写和主编了20多部教材和专著。他的研究涵盖败血症、伤寒、感染性休克等多种感染性疾病的抗生素

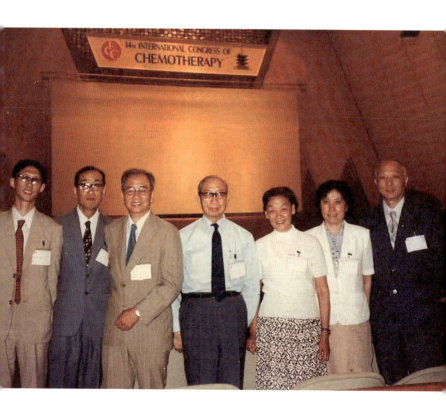

1985 年，戴自英教授（左四）带队参加第14 届国际化疗大会（日本京都）

治疗方案。

戴自英教授的一生，何尝不是中国临床抗生素事业筚路蓝缕、奋发向前的生动写照。从新中国成立初期的一穷二白，到逐步建立起独立的抗生素研发体系，正是像戴自英教授这样的一群杰出人物，以无私的奉献和不懈的努力，推动中国在抗生素领域实现了从无到有、从落后到逐步赶超的跨越式发展。

展望未来，中国临床抗生素学和感染病学将继续朝着更加精准和个性化的方向发展。随着科技的进步，新的抗菌药物不断涌现，耐药性监测和新药研发变得愈发重要。在新时代，我们将继续传承前辈的精神，推动抗生素的合理使用和创新发展，为保障人民健康作出更大贡献。

# 您必须了解的 10 个抗生素常识

## 1. 抗生素和抗菌药物有何区别?

抗生素是一种天然或半合成的物质,主要由微生物产生,其作用是杀死细菌或抑制细菌的生长。抗菌药物则是一个更广义的概念,它包括所有能对抗细菌的药物,无论是天然的、合成的还是半合成的。简言之,抗生素是抗菌药物的子集,特指那些源自微生物的药物。而抗菌药物的范围更广,它不仅包括抗生素,还包括磺胺类药物等化学合成药物。因此,可以说,所有抗生素都是抗菌药物,但并非所有抗菌药物都是抗生素。

## 2. 什么是窄谱抗生素和广谱抗生素?

窄谱抗生素指的是仅对某一类细菌或少数几种细菌有效的抗生素。比如,青霉素主要针对革兰阳性菌,通过抑制细菌细胞壁的合成来发挥抗菌作用。与此相对的是广谱抗生素,它们能对抗多种类型的细菌,包括革兰阳性菌和革兰阴性菌。氨苄西林就是一个例子。作为一种广谱抗生素，它能同时对多种细菌产生作用。广谱抗生素的优势是能覆盖更广泛的细菌种类，但其潜在的风险不容忽视：过度使用广谱抗生素可能会导致细菌耐药性上升。

## 3. 为何要根据细菌的种类选择抗生素？

不同细菌的结构和特性各异，因此需要选择针对性强的抗生素。有些抗生素，如窄谱抗生素，仅对特定种类的细菌有效；其他一些抗生素，如广谱抗生素，则对多种细菌具有杀菌作用。选择正确的抗生素不仅能提高治疗效果，缩短治疗时间，减少副作用，还能避免耐药性的产生。细菌培养和药敏试验结果可为我们选择合适的抗生素提供依据。

## 4. 如何防止抗生素耐药性？

抗生素耐药性是指细菌对抗生素的抗性增强，导致原本有效的抗生素治疗效果不佳。细菌通过基因突变或获取耐药基因对抗生素产生抗性。为预防和减少耐药

性的发生，我们可以采取以下措施：首先，合理使用抗
生素，避免滥用；其次，按医嘱完成整个疗程，不随意停
药；再次，避免非必要使用抗生素；最后，加强医院环境
的感染控制。需要强调的是，坚持科学使用抗生素是减
少耐药性产生的关键。

## 5. 过度使用抗生素有哪些危害？

过度使用抗生素不仅会导致细菌耐药性增强，使原
本可治愈的感染变得更难以治疗，还会带来其他一系列
问题，包括药物副作用加重，人体内的正常菌群（比如肠
道菌群）被破坏，甚至引发继发感染。滥用抗生素还会
导致耐药菌的出现，这种细菌对多种抗生素都有抗药性，
在治疗过程中可能会带来更多的麻烦和风险。

## 6. 抗生素如何发挥作用？

抗生素通过干扰细菌的生命过程发挥抗菌作用。抗
生素种类不同，作用机制也不同：有的可以破坏细菌的
细胞壁，如青霉素；有的可以干扰细菌的蛋白质合成，如
氯霉素。

　　抗生素通过抑制细菌的增殖或直接杀死细菌，帮助人体免疫系统清除这些入侵者，进而治愈感染。每种抗生素根据其特定的作用机制对不同细菌产生效果。

## 7. 为何有些抗生素对某些细菌无效?

　　每种细菌的结构和生理功能都不一样。有的因细胞壁结构特殊，不易被某些抗生素识别或攻击。有的会产生特定的酶，如 β–内酰胺酶，这些酶能分解抗生素，导致其失效。还有的通过基因突变或获取耐药基因逐渐对抗生素产生抗性。因此，抗生素的效果与细菌类型及其耐药性密切相关。

## 8. 抗生素治疗前为何要进行细菌培养?

　　细菌培养是一种常见的检测技术，其目的是在实验室中培养出引起感染的具体细菌，并进行药敏试验，从而判断哪种抗生素对这种细菌最有效。这有助于医生准确选择最合适的抗生素，避免盲目使用广谱抗生素。通过细菌培养，我们可以确定致病菌的类型、对不同抗生素的耐药性以及对哪些药物敏感，避免无效治疗，减少耐药性的产生，同时提高疗效。

## 9. 为何有时需要联合用药?

联合用药是指同时使用两种或两种以上抗生素来治疗细菌感染。这种方法通常有多个目的，如增强抗菌效果、扩大抗菌谱、降低耐药性风险等。在某些感染中，单一抗生素可能无法覆盖所有致病菌，或者有些细菌已经对单一药物产生了耐药性。通过联合使用不同作用机制的抗生素，我们可以提高治愈率，同时延缓细菌耐药性的发展。

## 10. 抗生素治疗为何要按时按量服药?

抗生素的治疗效果与其在体内的浓度密切相关。如果患者不按时按量服药，体内的药物浓度可能会低于治疗所需的水平，导致细菌未被完全杀灭，出现反复感染或产生耐药性。按时按量服药能确保药物在体内保持有效的治疗浓度，从而增强抗生素的疗效，防止感染复发和耐药性的发展。

# 致　谢

　　在《抗生素简史》即将付梓之际，我们谨向所有支持"华山感染"团队、关注感染病科普事业的广大读者致以最诚挚的谢意。

　　医学的进步不仅源于实验室的探索和临床实践的积累，更离不开公众的关注与理解。每一次科学知识的传播，都是为了帮助更多人树立正确的健康观念，使大众能科学、理性地应对疾病。正是因为有了你们的支持，感染病科普之路才得以行稳致远。

　　在此，我们还要特别感谢"上海市加强公共卫生体系建设三年行动计划（2023—2025年）"项目对本书的支持。公共卫生体系的建设不仅关乎传染病的防控，更关乎每个人的健康安全。我们期望本书能为健康知识的普及贡献一份力量，也期待与大家共同见证一个更加健康、安全的社会。

　　最后，衷心感谢所有关心、支持并参与感染病科普事业的朋友们！

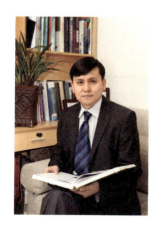

**张文宏**，教授、博士生导师。现任国家传染病医学中心主任，复旦大学感染与健康研究院院长，复旦大学附属华山医院感染科主任，上海市感染与免疫科技创新中心主任，复旦大学临床医学院内科学系主任，中华医学会感染病学分会副主委，中国医师协会感染科医师分会副会长，《中华传染病杂志》总编辑，Emerging Microbes and Infections 副主编。长期从事传染病与感染性疾病的临床诊治与防控工作。系教育部长江学者特聘教授，国家卫健委突出贡献中青年专家，享受国务院政府特殊津贴专家。

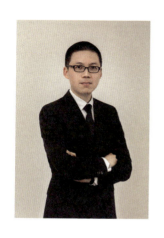

**王新宇**，内科学博士，副主任医师。现任复旦大学附属华山医院感染科副主任、"旅行门诊"主诊医师、浦东院区感染科执行主任，国际旅行医学学会认证医师（CTH），上海市医学会科普分会委员。长期从事感染病的临床和科普工作，擅长旅行相关感染病和热带病的诊治，对输入性传染病的临床特点和诊治有较深入的研究，曾获得全国消除疟疾工作先进个人称号，相关工作获得2022年上海市科学技术奖科普奖特等奖、2018年上海科学技术奖二等奖。

**图书在版编目（CIP）数据**

抗生素简史：典藏版 / 张文宏，王新宇编著.
上海：上海教育出版社，2025.4. — ISBN 978-
7-5720-3151-9

    Ⅰ. R978.1-091

中国国家版本馆CIP数据核字第202580FN27号

总 策 划　刘　芳
策划编辑　公雯雯
责任编辑　周琛溢
书籍设计　陆　弦


**抗生素简史：典藏版**

**张文宏　王新宇　编著**

出版发行　上海教育出版社有限公司
官　　网　www.seph.com.cn
地　　址　上海市闵行区号景路159弄C座
邮　　编　201101
印　　刷　上海盛通时代印刷有限公司
开　　本　787×1092　1/32　印张 7.5　插页 4
字　　数　110 千字
版　　次　2025年5月第1版
印　　次　2025年5月第1次印刷
书　　号　ISBN 978-7-5720-3151-9/G·2788
定　　价　68.00 元


如发现质量问题，读者可向本社调换　电话：021-64373213